从骨至筋
——骨科医生对你说

主　编　郭树章

副主编　季明华　王国选　王　鑫

编　委　张　震　汪伟基　徐　斌

　　　　魏屹东　高希林　卢鸿超

　　　　范相成　叶斯波　卢　敏

　　　　王毅军　徐　慧

整　理　张　震　徐　慧

绘　图　张　震

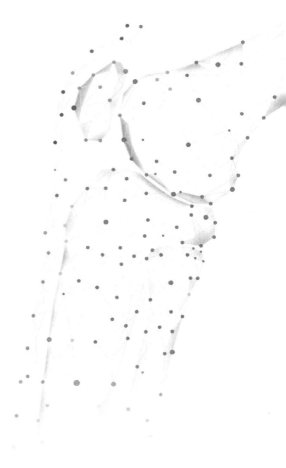

人民卫生出版社

图书在版编目（CIP）数据

从骨至筋：骨科医生对你说 / 郭树章主编 . —北京：人民卫生出版社，2019

ISBN 978-7-117-28017-4

Ⅰ．①从… Ⅱ．①郭… Ⅲ．①骨疾病－诊疗 Ⅳ．①R681

中国版本图书馆 CIP 数据核字（2019）第 024068 号

人卫智网	**www.ipmph.com**	医学教育、学术、考试、健康，购书智慧智能综合服务平台
人卫官网	**www.pmph.com**	人卫官方资讯发布平台

从骨至筋——骨科医生对你说

主　　编：郭树章
出版发行：人民卫生出版社（中继线 010-59780011）
地　　址：北京市朝阳区潘家园南里 19 号
邮　　编：100021
E - mail：pmph @ pmph.com
购书热线：010-59787592　010-59787584　010-65264830
印　　刷：三河市潮河印业有限公司
经　　销：新华书店
开　　本：710×1000　1/16　印张：11
字　　数：203 千字
版　　次：2019 年 4 月第 1 版　2019 年 4 月第 1 版第 1 次印刷
标准书号：ISBN 978-7-117-28017-4
定　　价：39.00 元

打击盗版举报电话：010-59787491　E-mail：WQ @ pmph.com
（凡属印装质量问题请与本社市场营销中心联系退换）

微言不聋听，简单更易懂；
易懂不肤浅，语言很精练；
通俗不粗俗，理论很充足；
普及不普通，科学又实用；
医学虽深奥，生活却需要；
常识不能少，从骨至筋找。

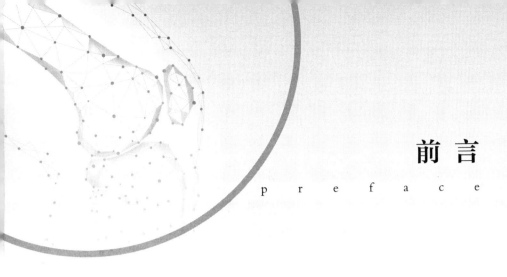

前言

preface

　　作为骨科医生,在日常诊疗活动和日常生活中,经常被患者或朋友问及一些非常浅显的医学问题,如"我踝关节就扭了一下,骨头没事,为啥一星期了还肿呢?""我的脚肿了,是不是有炎症? 要不要用点消炎药?""骨折就是骨裂吗? 钢板需要取吗?""什么是网球肘?""什么叫腱鞘炎?"等。其实,这些甚至都算不上医学知识,顶多算是医学常识。现代社会,生活节奏不断加快,学科分类越来越细,每个人大多专注于自己的领域,其他方面的知识呈碎片化发展,人民群众对医学常识了解也不例外。不仅普通百姓对医学常识不甚了解,由于近年来医学发展迅猛,医学专科越分越细,以前是"隔行如隔山",现在是"隔专业如隔山"。哪怕是医务人员,也有很多人对自己专业以外的医学知识不是很熟悉。但是,医学或医疗与其他专业不同,它与我们的生活息息相关,了解一定的医学常识,不仅对自己身体健康有利,而且可以有效减少无效就医次数。想要过上幸福健康的生活,了解一些医学常识还是十分有必要的。鉴于此,我认为我有必要为普及医学科普知识做点事情。我曾经治疗过的患者非常支持我的想法,给了我很多鼓励。在他们的支持和鼓励下,"从骨至筋"公众号应运而生。该公众号致力于普及骨科医学常识,以浅显的语言准确讲述医学知识,解答人们在日常生活中产生的医学困惑,解决实用性的问题。没想到,这些小文写出来以后,不仅普通读者表示喜闻乐见,而且也得到了医务人员的广泛好评,阅读量从最初的上百次发展到上万次,关注人数从数十人发展至数万人。很多读者都向我反馈,在读过公众号文章后,觉得受益匪浅,这让我们深受鼓舞。习总书记提出"只有全民健康才有全面小康",为了让更多的人了解准确的医学常识,应广大读者要求,我们将电子版整理成册。如果我们的工作能对大家的日常医疗保健有些许帮助,我将倍感欣慰,这也算是我为祖国的医疗事业、为大众健康和健康中国事业尽了一点绵薄之力。由于学识有限，加之时间仓促，文中错误在所难免，万望谅解。如果发现错误或不当之处，请通知我们，我们将不胜感激，并及时修正。

欢迎扫码关注《从骨至筋》公众号，了解更多科普知识

主编　郭树章

2018 年 6 月

目 录

c o n t e n t s

第一部分   骨折相关知识

第二部分　生活中常见的疼痛

第三部分　痛风

第四部分　骨质疏松

第五部分　颈椎与腰椎

第六部分　关节疾病与功能锻炼

第七部分　　住院和手术方面知识

第八部分　手足与消炎

第一部分

骨折相关知识

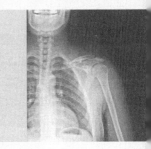

1 关爱儿童从"青枝"骨折开始

在门诊工作中,经常遇见儿童外伤后就诊,家长满脸焦虑,孩子痛苦不堪。查体有明确压痛部位,有的有外形改变,有的则不明显,只是略有肿胀,也不能明显触及反常活动或台阶感。拍片结果出来后,医生告诉家长:"青枝骨折,问题不大,石膏或夹板固定一下就行了。"

家长一听就糊涂了:"青枝骨折是什么骨折? 难道跟一般骨折不一样?" 不懂! 既然医生让打石膏那就去打吧。虽然医生已经说了问题不大,但家长还是没办法放下心来,心里依然没底,经常多处咨询:"这个位置到底要不要紧? 用不用开刀? 以后会不会长歪? 有没有后遗症?" 甚至在孩子骨折愈合很长一段时间还不放心。

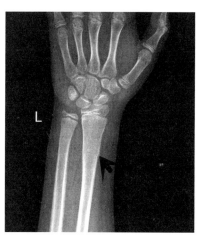 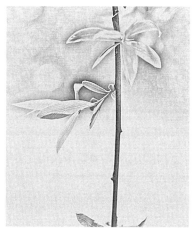

◎ 什么是青枝骨折

青枝骨折是一种形象的说法,多见于儿童。儿童的骨骼中含有较多的有机物,骨膜又比较厚,具有很好的弹性和韧性(通俗点讲,就是小孩骨头比较"软"),就像树上新长出来的枝条一样,很容易就能把它折弯,却不容易折断,形成"折而不断"的状态,骨科医生把这种特殊的骨折形象地称为"青枝"骨折。

青枝骨折的典型特征是骨折处一侧皮质断裂,另一侧连续,断裂处成角突起。有些青枝骨折情况比较轻微,双侧皮质都连续,只在一侧皮质出现轻微褶皱,没有明显骨折线。

◎ 如何处理青枝骨折

青枝骨折属于稳定性骨折。小儿的骨骼有强大的塑型能力，骨折后，随着时间的推移，成角会逐渐变小至消失，对今后功能无影响。因此家长无需刻意要求医生完全解剖复位，也不必为此过于焦虑。当然，如果骨折成角超过一定的角度，医生会给予矫正。一般来说，与关节活动方向垂直的成角要尽可能矫正，与关节活动方向一致的成角，控制在 10~15° 以内即可。

◎ 青枝骨折需要固定多长时间

一般来说，青枝骨折只需用石膏或夹板固定 3~4 周，具体时间要根据患儿的年龄和损伤程度来定。年龄越小，损伤越轻，固定的时间就相对越短。一般在固定后每周复查 X 线片，了解骨折是否出现移位及愈合情况。注意检查石膏固定松紧度是否合适。若石膏松动则需加固或者重新固定。骨折愈合牢固后，就可以恢复正常活动啦。

2　骨折与骨裂有没有区别，骨裂是不是骨折

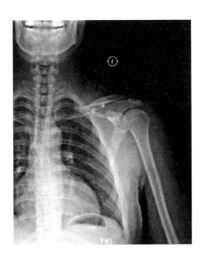

有的患者受伤后来到医院就诊，经拍片检查后，听医生说"您这是骨裂了"。患者就有些糊涂了："骨裂和骨折是一回事吗？"很多人觉得骨裂与骨折是很不相同的——骨裂比较轻微，就是骨头裂了一个缝，只有骨头错开很多才叫骨折。

是不是这样呢？咱们先看看骨折是如何分类的吧。

　　按程度不同,骨折可以分为不全骨折(断裂一部分,没全断)和完全骨折(全部断了)。完全骨折又分为无移位骨折和有移位骨折。在很多人的认知中,不全骨折和无移位的完全骨折被归类为骨裂,但它们其实都是骨折。

　　骨裂往往由较小的暴力引起,没有明显移位,通常不需要手术治疗,只需要石膏、夹板、支具等外固定措施治疗就足够了。

　　但是有些部位的骨裂是要认真对待的,一旦忽视或处理不当,就会引起一系列的并发症和预后不良,如髋部股骨颈、腕部舟状骨、足部第五跖骨基底部等。如果这些部位发生骨裂,一定要重视,因为这些部位骨裂不易愈合,症状容易加重,而且容易移位,一旦出现问题,后遗症比较多。

　　总而言之:无论是发生骨折还是骨裂,都一定要找骨科专科医生进行诊治,千万不要自作主张。骨科医生会根据受伤的情况、年龄的大小、骨裂的部位综合分析,判断是采取外固定的方法还是应该积极进行手术治疗,给出正确的处理意见。

3 骨头都断了,还有稳定和不稳定之分吗

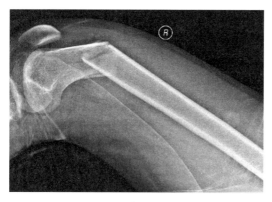
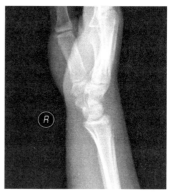

　　骨折后,医生给予石膏 / 夹板固定或手术治疗是很多人曾经历过的事情。经手法复位,用石膏或夹板固定后,有些人被告知:"骨折是稳定的,移位不明显,外固定后定期复查即可。"有些人却得到了这样的医嘱:"骨折不稳定,复位后再移位可能较大,要按时复查,如果发生移位,需要再次复位或手术治疗。"很多人在固定过程中果然出现骨折移位,需要再次复位或手术治疗,他们中有人对此很是不满:"我的骨头为啥会移位?是不是当时复位没做好?当天和我一起来的那个人为啥没事?"这其实就是骨折的稳定性不同造成的。

◎ 骨头都断了,还有稳定和不稳定之分

顾名思义,稳定性骨折是指骨折断端(经过或未经手法复位)不易再发生移位。它的特点是:一旦复位与固定,在骨折愈合前一般不会发生断端移位加重,预后较好,很少发生畸形愈合。这类骨折包括青枝骨折、裂缝骨折、嵌插骨折、轻度椎体压缩性骨折、横形骨折等。

不稳定性骨折指骨折断端(经过或未经手法复位)易发生再移位。它的特点是:固定后维持复位较困难,很容易发生再次移位,如果再次移位后未及时处理,容易发生畸形愈合,因此需定期复查,密切观察骨折断端移位情况。这类骨折包括斜形骨折、螺旋形骨折、多段骨折、粉碎性骨折、严重的椎体压缩性骨折、合并脱位的骨折等。常见的尺桡骨双骨折、第一掌骨基底部骨折合并掌腕关节脱位等也属于不稳定性骨折。

那么,是不是稳定骨折容易愈合,不稳定骨折就不容易愈合呢?

那也不一定。骨折愈合与很多种因素有关,其中一个原因就是骨折断端接触面积。同一部位的完全骨折,横形骨折为稳定性骨折,而长斜形骨折则为不稳定骨折,但长斜行骨折断端接触面积大,所以反而更容易愈合。

◎ 稳定性骨折就不会有问题吗

如果不加注意,稳定性骨折可转为不稳定骨折。有时候对于较小的骨折或没有移位的骨折,在进行石膏外夹板固定时,很多人会问:"不打石膏行吗? 我回去注意点。"如果医生嘱患者手术治疗,也有很多人会试探:"不手术,打石膏行吗?"总想"退一步"。其实,医生给出的建议一般都已经是最优化的选择。如果两种方案均可行,也会告知患者,让其自行选择。对于不全骨折、嵌插骨折,如果不注意制动,很可能导致骨折移位,最终变成不稳定骨折,不仅增加了治疗难度,降低了治疗效果,最主要的是加重了患者的痛苦。

因此,对于稳定性骨折,一定不要轻视,要按照医生的要求进行正规处理,防止稳定性骨折变成不稳定骨折。对于不稳定性骨折,当然更要重视,不要抱侥幸心理,一旦外固定不能维持复位,应及时进行手术治疗,防止出现畸形愈合,影响功能。总之,听医生的话,总是不会错的。

4 可疑骨折,为啥是可疑而不能确诊呢

有些患者外伤后到医院就诊,拍摄 X 线片检查后,医生诊断为"可疑骨折"。

患者一听就懵了："到底折没折,有就是有,没有就是没有,给个痛快话嘛,'可疑'是啥意思?"

"可疑骨折"是临床医生经常遇见的问题,也是非常棘手的一个问题。除了处理上有难度,最大的为难之处在于对患者和家属反复解释。有时候费尽了唇舌,很多人还是难以理解,甚至抱怨医生不能明确诊断,让自己花了冤枉钱,甚至怀疑医生的能力和水平。遇上这种情况,医生真是百口莫辩。

◎ 那么,什么是可疑骨折呢

原来,在所受的外伤暴力不大,而骨骼的强度和韧性又较好时,外力只能使骨骼发生很轻微的骨折,这种骨折在 X 线片上表现模糊,似有似无。此时,临床医生要根据患者的外伤病史、局部体征和 X 线片来综合判断。如果 X 线片显示不明确,但医生确实怀疑有骨折,往往就会给出"可疑骨折"的诊断。这个诊断的意思就是,有骨折的可能,但由于 X 线检查属于较为粗略的检查手段,对骨折线显示不够精细,所以不能确诊。

就像日常生活中一些很细小的裂缝用肉眼很难辨别,但通过放大镜或显微镜却可以发现,有时甚至要用高倍放大镜或显微镜才能发现。医学上的放大镜就是 CT 或 MRI(核磁),所以很多医生在这种情况下会建议进一步检查以明确诊断。

可疑骨折一般需要按照骨折来处理,也就是说,需要采用夹板、石膏、支具或者其他的固定措施来制动。一般要求病人一周后再来院行 X 线摄片,如果确实存在骨折,一周后,骨折线周围骨质会有所吸收,再拍 X 线片时,就可能会显示骨折线,从而明确诊断。当然,如果此时仍然没显示骨折线,没有骨折的可能性就比较大了,绝大部分病人就可以"解放"了。

◎ 没骨折就不用治疗了吗

大部分病人在被"解放"后,都如释重负,感到非常高兴。但也有一部分病人会另有想法,觉得"很冤枉""白受罪""多花钱",甚至怀疑医生"过度医疗"。其实,在诊断可疑骨折时,软组织肯定是有损伤,固定休息对软组织损伤的修复有极大的好处,如果明确有韧带扭伤或肌肉拉伤时,固定一周尚显不够,可能需要固定 3~4 周才能完全恢复。

总之,被诊断为可疑骨折,说明骨折线不明显,怀疑有骨折,却又不能马上肯定,虽然也有没骨折的可能性,却必须按照骨折来处理,以防"漏诊"。为明确诊断,一般建议进一步行 CT 或 MRI 检查或石膏固定 1~2 周再复查。这种骨折相对稳定,一般不会出现明显移位。但是如果在骨折愈合前再受到外力,就很容易加重骨折移位，所以要小心保护，不可掉以轻心。

5 骨折了，不手术行吗

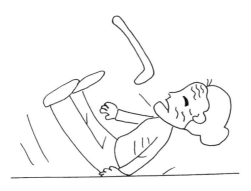

很多患者会有一个顽固的观念——能不手术就尽量不手术，因此总想尽可能选择保守治疗。当然，这种观念近年来有所改观。

做手术到底好不好呢？

不能说做手术一定不好，也不能说做手术就能包治百病，"手到病除"。我们经常会听到身边的亲戚朋友这样说："你看谁谁谁没手术不是也恢复得很好吗？你再看谁谁谁做手术留下后遗症了吧？"……真的是这样吗？

随着手术技术的进步，目前，手术在治疗很多疾病时效果明显。当然，也不是所有骨折均需手术。对于没有移位或移位较轻的骨折，或经手法复位能达到功能复位的骨折，确实保守治疗效果良好。对于骨折移位或成角明显，经手法复位不能达到功能复位，或根本无法经手法复位获得成功者，则需手术治疗，关节内骨折因为要求解剖复位，一般也需手术治疗。我们曾经见过有人因恐惧手术而采取保守治疗，最后导致畸形愈合、不愈合或留下相当严重的后遗症。有些人不得不最终采取手术治疗，但错过了最佳治疗时机，手术效果不佳，从而留下了遗憾，让人感到可惜。因此，对于有手术指征的骨折，一定要手术治疗，不要惧怕手术，毕竟，无论选择什么治疗手段，恢复健康才是最重要的；当然，对于不需要手术治疗的骨折，也没必要去强求手术，因为手术的目的是复位和固定骨折，为骨折愈合创造良好条件。

对于患者而言，所要做到的就是听医生的话，采取正确的治疗方法，早日康复。

6 骨折后严重肿胀,为什么会"起"水泡

　　一些患者不幸受伤导致骨折住院,患肢很快就肿了起来。医生看过后说:"消肿后就安排手术。"没想到肿非但没能消下去,反而越来越严重,还出现了很多水泡。这时候医生又说:"要等待水泡消退后再手术。"患者心里这个急呀,但也没办法,只好耐心等待,越等越不解:"骨折就骨折吧,怎么还会出水泡呢?"

　　其实,这种水泡是由外伤肿胀造成局部张力过大引起的,医学上称之为"张力性水泡"。它可以发生在身体的任何部位,但以四肢居多,常见于小腿、前臂、膝、踝、肘、腕关节以及手足等处。骨折周围部位最多,大多在急性损伤后 24~48 小时出现。

◎ 为什么骨折处附近会出现水泡呢

　　骨折发生时,局部软组织(特别是肌肉、皮下组织)也同时受损而出现肿胀,由于皮肤弹性有限,肿胀后皮肤变"紧",局部压力增加,血管、淋巴管受压,血流回流阻力增加,加之血管受损,毛细血管通透性增加,液体渗出增多,骨折后出血使局部压力更高,渗液在表皮、真皮之间薄弱处积聚,最终就会形成张力性水泡。骨折后,局部组织损伤程度不同,压力也不均,压力更高处会最先产生张力性水泡。

　　如果小血管损伤较重,出血明显,就会形成血泡。出现血泡表明皮肤全层损伤,提示伤情较重,局部软组织条件差。

◎ 水泡 / 血泡的危害有哪些

　　出现水泡提示软组织损伤较重。伤得越重,肿胀越严重,水泡越多。而水泡的存在既增加了伤口感染的几率,又影响了手术的正常进行,延误骨折的治疗。手术时,应尽量避免在水泡周围的皮肤做切口,因为此处皮肤坏死和感染的发生几率很高。

◎ 骨折后张力性水泡的预防

　　张力性水泡虽然会给我们的治疗带来很大麻烦,但也有预防的方法。做好以下几点,能在受伤时有效预防张力性水泡的发生或减轻其程度。

　　抬高患肢:受伤后,应使骨折部位高于心脏水平,及时临时复位骨折并良好制动。

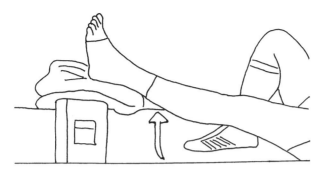

冰 / 冷敷：使微血管收缩，通透性降低，减少损伤血管的出血及渗血。

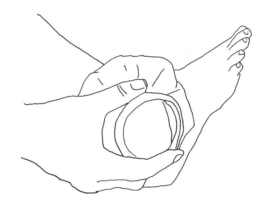

药物治疗：包括口服药和静脉用药。口服药如威利坦缓释片，静脉用药的药物有 20% 甘露醇、β- 七叶皂苷钠、利尿剂和骨肽注射液。主要作用是消除局部组织的肿胀，有些药物同时具有抗炎和改善血液循环的作用。

◎　一旦出现水泡，应当如何处理

水泡"皮"是一种良好的天然生物敷料，保留泡皮可显著减轻疼痛，并有效预防皮肤坏死。较小的水泡一般可任其自行吸收；对于较大的水泡，推荐用无菌注射器抽吸水泡内液，但不剪除泡皮。如果水泡皮已"蹭掉"，可在表面涂磺胺嘧啶银乳膏或湿润烧伤膏。近年来新兴的银离子敷料和抗菌敷料效果良好。对于严重肿胀，在考虑出现骨筋膜室综合征时，应及时将其切开，减压。

7　骨头都断了，为啥不马上手术，不会影响效果吧

患者在外伤骨折后，被立即送往医院。住院后，医生却只给予简单的处理：

有的是石膏外固定,有的是支具外固定,有的给予皮牵引,有的给予骨牵引,就是迟迟不见安排手术。有些患者能够理解医生的决定,有人则很不理解,总担心不马上手术会影响骨折愈合和后期康复,所以经常会催促医生早点安排手术,有时甚至还会与医生发生口角,闹得很不愉快。

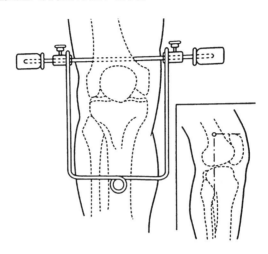

◎ 为什么不给马上手术

大家都知道,即使是一个单纯的软组织扭伤,局部也会肿得很明显。一旦发生骨折,人体所承受的暴力可是比软组织扭伤要大得多了,所以局部肿胀会更加明显,软组织也会损伤更重。一般来说,骨折后 30 分钟左右就会开始肿胀,严重者伤后几分钟就会出现明显肿胀,一般会在 48~72 小时达到水肿高峰,然后慢慢消肿,经一周左右时间基本消退。如果在未消肿时进行手术,会加重局部软组织肿胀,不利于软组织生长修复,甚至可能造成伤口因张力过大而不能缝合,或虽勉强缝合,却在术后出现皮肤坏死、感染、骨外露或钢板外露。另外,由于软组织损伤,肿胀时局部抵抗力下降,伤处容易成为细菌繁殖的温床。如果在此时切开手术,造成细菌植入,极易感染,严重者可能会出现骨髓炎,那麻烦可就大了。

◎ 什么样的骨折需要马上手术

也不是所有骨折都要等一段时间再手术。对于受伤 6 小时以内无明显肿胀的闭合性骨折,如果条件允许可以安排急诊手术。对于开放性骨折在 6~8 小时以内者,或肿胀严重可能影响患肢血运循环时,一般会安排急诊手术。当然,最终的手术安排,还要根据医院的手术室占用情况、患者的全身情况、固定器械准备情况等综合确定。

◎ 何时手术最合适

对于闭合性骨折,如果到达医院时已经出现肿胀,最好是等消肿后再手术治疗。如果没有水泡,待局部皮肤出现皱褶即可;如果出现水泡,应待水泡消退后再手术。

◎ 晚几天手术会影响治疗效果吗

临床上一般认为成年人骨折 3 周内为新鲜骨折,儿童 2 周内为新鲜骨折,在此期间内手术,对骨折愈合及术后康复没有影响。当然,随着时间推移,术中复位难度会增加。但权衡利弊,保护软组织相对来说更重要。而且,在这段时间内,还可以排除一些潜在疾病,如心脏病、未控制的高血压等,避免其在手术时引发危险,这一点对于老年人尤为重要。所以,推迟几天手术是利大于弊的。

8 骨头都长好了,这脚咋还肿呢

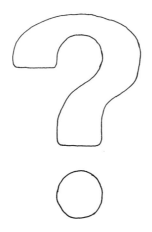

很多人在经历过骨折后,定期复查 X 线片,结果提示骨折线消失,骨性愈合,医生嘱咐加强功能锻炼。可是只要一加强活动,就会出现局部肿胀,休息一夜后有所好转,再锻炼,又肿了。这种情况在腕部、手部、小腿、踝部及足部更为明显。这下,患者心里没底了,赶紧到医院就诊:为啥骨头都长好了,脚还是肿的呢?

骨折后肢体远端肿胀,是因为局部血管及软组织损伤,微血管受损,出现微循环障碍所致。循环重建及管壁修复需要一定的时间。在修复和重建的过程中,新生微血管的血管壁完整性较差,因此一些组织液会渗到血管外,引起水肿。再加上肢体远端一般为低垂部位,由于重力作用引起体液存留,也会引起水肿,越是低垂部位和肌肉少的部位,水肿越明显,如脚部和小腿、手部等。肿胀可持续 3 个月至半年,甚至更长时间。通常情况下,采取抬高患肢和局部加热(如温水浸泡或烤电等)可改善局部循环,以减轻水肿。

9 踝关节扭伤怎么处理

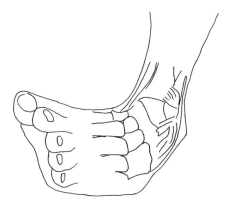

假日期间,小伙伴们都跑到户外纵情欢快。但急诊值班的骨科医生们总能遇上一些乐极生悲的倒霉蛋,一诊断——踝关节扭伤。这几乎是骨科急诊接诊最多的病种之一,其中绝大部分都是韧带损伤。

所谓关节扭伤是指在外力作用下,关节骤然向一侧活动超过其正常活动度时,引起关节周围软组织如关节囊、韧带、肌腱等发生损伤。轻者仅有部分韧带纤维撕裂,重者可使韧带完全断裂或韧带及关节囊附着处的骨质撕脱,甚至发生关节脱位。关节扭伤日常最为常见,其中以踝关节最多,其次为膝关节和腕关节。

韧带由胶原纤维(由胶原蛋白构成)和弹性纤维构成,因而像弹簧一样具有弹性(当然,韧带的弹性可比弹簧小多了)。弹簧存在一个弹性限度,如果超出这个限度,弹簧就会被损坏。同理,当韧带拉伸超过其弹性限度时,也会使韧带受损。

踝关节扭伤的韧带损伤主要包括外侧和内侧副韧带损伤。

外侧韧带损伤由足部强力内翻引起。踝关节的外踝比内踝长,外侧副韧带比内侧韧带薄弱,使足内翻活动度较大,故临床上外侧韧带损伤较为常见,其临床表现是踝外侧疼痛、肿胀、走路跛行，有时可见皮下瘀血；足内翻时，引起外侧韧带部位疼痛加剧。有时，外踝有小骨片连同韧带撕脱，这种情况被称为撕脱骨折。

内侧韧带损伤由足部强力外翻引起，比较少见，其临床表现与外侧韧带损伤相似，但位置和方向相反，表现为内侧韧带部位疼痛、肿胀、压痛，也可有撕脱骨折。

根据踝关节损伤的严重程度，可将其分为3级。

1级：韧带存在拉伤，仅在微观上有韧带纤维的损伤，疼痛轻微。

2级：部分韧带纤维断裂，有中等程度的疼痛和肿胀，活动度受限，可能存在关节不稳。

3级：韧带完全断裂，存在明显的肿胀和疼痛，关节不稳定。

◎ 踝关节扭伤（韧带损伤）如何治疗，如何处理

最早的踝关节扭伤治疗为 RICE 原则。

休息（rest）：受伤后应即刻停止关节活动。

冰敷（ice）：让受伤部位温度降低，减轻炎症反应和肌肉痉挛，缓解疼痛抑制肿胀。每次 10~20 分钟，每天 3 次以上，注意不要直接将冰块敷在患处，可用湿毛巾包裹冰块，以免冻伤。冰敷仅限伤后 48 小时内。

加压包扎（compression）：使用弹性绷带包裹受伤的踝关节，适当加压，以减轻肿胀。注意不要过度加压，否则会加重包裹处的肿胀、缺血。

抬高患肢（elevation）：将患部抬高（注意要高于心脏水平）可促进血液及淋巴回流，减轻充血并能促进消肿。

2012 年，英国运动医学杂志建议将踝关节损伤治疗更改为 POLICE：

保护（protect）：可根据损伤轻重采用护踝、支具或石膏固定。

适当负重（optimal loading）：鼓励早期活动。

冰敷（ice）：同前。

加压包扎（compression）：同前。

抬高患肢（elevation）：同前。

◎ 踝关节扭伤（韧带损伤）处理方法一般推荐

第一阶段，第 1 周内：遵照 RICE 原则，休息，保护踝关节，减轻肿胀；

第二阶段，第 2~3 周：逐渐恢复关节活动度、力量和柔韧性；

第三阶段，接下来几周至几个月内：逐渐开始恢复运动，从不需要扭转踝关节的运动开始，最终恢复体育运动。

药物治疗:现有证据仅推荐服用非甾体类抗炎药,控制疼痛和炎症反应。

手术治疗:只有极少数 3 级损伤的患者需进行手术治疗。这些患者一般是损伤严重,存在明显关节不稳,或对运动要求很高的人群。

10 踝关节扭伤没有骨折为什么打石膏

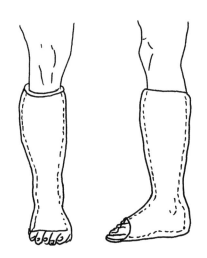

大家在进行户外运动活动时,最容易损伤的部位莫过于踝关节。

相信很多人都有过踝关节扭伤的经历,有人是在运动中损伤,有人是在走路时扭伤。到医院就诊时,拍片检查未发现明显骨折迹象,只是踝关节肿痛明显。这时医生往往会决定:虽然没有骨折,但韧带肯定损伤了,还是打个石膏吧。

外伤导致骨折,需要打石膏甚至需要手术,人们一般都能够接受。但没有骨折,却要打上一层厚厚的石膏,绝大多数人都不能理解,这其中甚至包括非骨科医务人员。事实上,给扭伤的患者做石膏固定,绝对是骨科医生负责任的做法。

◎ 为什么踝关节扭伤需要打石膏

踝关节扭伤容易导致内外侧韧带、关节囊、关节软骨等损伤,这些组织的修复需要一定的时间和稳定的环境。如不能进行及时、合理的治疗,久而久之,必然导致踝关节韧带松弛,关节不稳。一旦踝关节不稳,在行走或运动时就极易反复扭伤。长期关节不稳也容易形成创伤性关节炎、关节退变等疾病,导致踝关节慢性疼痛。严重者会出现不能负重行走的情况。

踝关节扭伤后治疗不当所致的后遗症主要包括:肌肉力量不足,运动能力下降;踝关节活动范围受限;足踝部长期出现原因不明的疼痛和肿胀;踝关节不稳定,行走感到不稳,容易出现习惯性反复踝部损伤。

◎ 打上石膏有什么好处

打石膏的主要作用是固定踝关节,给韧带等组织的修复提供一个良好的环境,这样不仅有利于组织修复,还有利于消肿。如果不打石膏,踝关节的反复活动会影响软组织的修复,不排除遗留慢性疼痛、创伤性关节炎、习惯性扭伤、创伤性滑膜炎、距骨坏死等后遗症。到那时,骨科医生也无能为力了。

当然,即便是打了石膏,也并不能保证不发生上述情况,但是这样做一定能够最大限度地减少这些后遗症的发生。

那有些人可能就会问:"不打石膏,用支具固定行吗?"

对于轻度扭伤,这种办法可以考虑,并且有多种支具可供选择,祖国医学的小夹板外固定也是不错的选择。但是对于损伤较重者,还是石膏固定更为稳妥。大家千万不要因为图方便,就拿自己的健康开玩笑啊。

总之,石膏固定制动虽然会带来短暂的痛苦和不便,但却是修补韧带很好很经济的方法。对于程度较轻的踝关节扭伤,也可以选择踝关节支具、护踝等制动保护措施,但一定要符合制动、利于韧带修复的原则。

11 石膏固定以后的注意事项

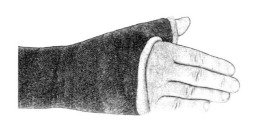

"石膏"这个词对很多人来说并不陌生,甚至不少人还有过石膏固定的经历。石膏固定后,医生往往会简单交代几句注意事项,不过,话虽然说到了,但患者能不能听懂,就是另一回事了。

◎ 石膏固定后要抬高患肢

这种抬高是指患肢要高于心脏平面,这样更有利于血液和淋巴液回流,促进消肿。下肢一般平卧位至少抬高 30° 左右,上肢则要悬吊在胸前。

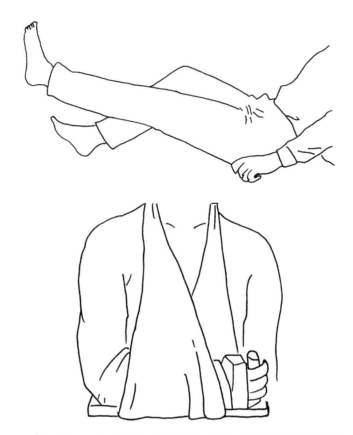

有些人坐在沙发上，把腿搭在小板凳上，以为这就是抬高患肢了，但其实此时的患肢是低于心脏的水平位置的。虽有抬高，但却不是医生交代的抬高患肢。

◎ 注意观察肢体末梢血液循环

骨折之后，患肢会出现肿胀，有时就诊较早，肢体肿胀不明显，石膏外固定后肿胀继续加重，会使原本松紧适度的石膏变得过紧。如果石膏固定后出现肢端皮肤青紫、发冷或感觉剧烈疼痛、麻木，说明有血液循环障碍，需及时联系医生，采取措施，或将石膏松解，或拆除石膏，重新固定。

◎ 回去记得要进行锻炼

石膏固定期间，应注意未固定关节的功能锻炼，以促进肢体血液循环，保持关节软骨的营养和关节活动范围，有利于骨折的愈合，如上肢做腕关节的伸屈活动，伸指、屈指活动，反复做握拳运动；下肢做股四头肌的收缩、踝关节的背伸、足趾的伸屈运动。

◎ 注意石膏的情况

石膏外固定后应注意检查石膏边缘是否平整,空隙是否恰当,以防止骨折部位、腰部、髂骨、腋下、各关节等部位因石膏压迫而发生压疮、组织坏死等,若有不适应及时返回医院,重新修整石膏。

◎ 注意保护好石膏

石膏在强大外力作用下易折断碎裂,特别是还没有完全固化时更容易断裂。在日常生活中,应保护好石膏:如下肢骨折,在行石膏外固定术后,应尽量挂拐或以轮椅助行,避免使用打石膏的患肢负重行走。卧硬板床时,要用软垫保护好石膏,避免因患者翻身不当而折断石膏。

12 关于石膏的几点疑问

◎ 石膏能打短点吗? 太长了不方便

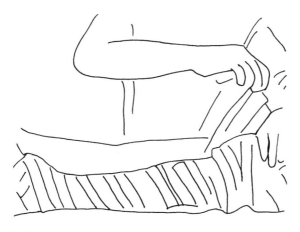

每个部位损伤后打石膏的长度是有严格规定的,这也是前人在无数次实践基础上总结出来并经过长期验证的经验,所以最好不要随意更改,否则若是不能达到预期固定效果,岂不是"赔了夫人,又折兵"?

◎ 下肢石膏固定后能踩地吗

对于没有固定足部的石膏可以适当负重,但固定在足部的石膏是禁止负重的。若负重前行,不仅容易踩断石膏,失去固定的意义,而且不利于康复。

◎ 石膏固定后能洗澡吗

石膏固定后不能洗澡,这也是很多人不愿意打石膏的原因之一。普通石膏遇水后会变软,从而失去固定作用。当然,现在有很多新型石膏,固定之后是允许洗澡的。还有一种办法就是在洗澡时用防水材料将局部密封起来,避免石膏浸水。

在石膏固定期间,还有几点需要注意:

(1)在未经医生允许的情况下,最好不要自行去掉石膏,以免造成不必要的意外和痛苦。

(2)石膏固定后需要定期复查,如果发现骨折移位需及时处理。

(3)肢体肿胀消退后(一般在急诊石膏固定后 7~14 天),石膏会出现松动,影响固定效果,此时应及时就诊,由医生决定是否需要重新包扎或更换石膏。

(4)冬季要保暖,以防患肢冻伤;夏季要通风,以防中暑。

13 单拐,挂患侧还是健侧

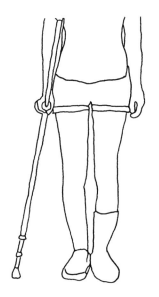

骨折之后,扶拐活动是再正常不过的一件事,下肢受伤后,暂时不能完全负重时,医生往往会建议扶拐行走,但却很少会教给患者正确的拄拐方式。有的人

是自己摸索的,有的人是问曾经用过拐的人。那么,拄单拐的时候,到底是该拄健侧还是患侧呢?

有人会问:难道不是哪一侧损伤就拄在哪一侧吗? 当然不是。正确的做法是单拐应该放在健侧。

估计会有很多人不理解:为什么要将拐杖放在健侧呢?

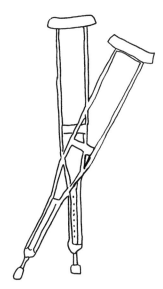

扶单拐行走,拐杖要与患肢等幅、同步运动,即迈患腿与动拐杖同时进行。试着想象一下,如果将拐杖放在患肢同侧,拐杖与患肢同时向前移动,是不是很别扭? 我猜,"顺拐"一词大概就是从这里来的吧。扶拐行走,主要目的是纵向前进,尽量减少横向移位。试想一下,如果拐杖放在患侧,当健腿向前迈步时,身体重量转移至拐杖上,比移至另一条腿(患腿)上的横向移位明显加大,这样拐杖负重也大。如果放在健侧,则只需很少的横向移动,即可将身体重量转移过来,患肢及拐杖均只需少量负重,还能避免拐杖不小心碰到患处,起到保护患肢的作用。大家可以回忆一下,当你单腿跳着、需要别人搀扶的时候,是不是让人站在着地腿的一侧比较方便?

◎ 截肢患者为什么拄在患侧

受伤后短期使用单拐的患者的共同特点是:双下肢等长,患侧肢体可以提供一定支撑。所以他们可以将拐杖放到健侧,使整个身体重心移向健侧,减轻患侧负重,让患侧能行使行走功能,但又不会过度劳累,以此促进康复。而截肢患者的患肢已完全不能提供支撑,需要拐杖来代替一侧肢体行使功能,只能放在患侧。

◎ 正确调节拐杖高度

一般来说,拐杖腋托应距腋窝下 1.5~2 个手指宽度,握柄高度为双臂自然下垂时的手腕水平,当使用拐杖支撑时,肘关节应可以适当弯曲。使用过矮的拐杖需要弯腰,使上身前倾重心变低,不能按正常步态行走。如果拐杖过高,患者就会通过腋窝压在拐上支撑体重,容易造成腋神经损伤。

◎ 拄拐还应注意以下几点

(1)身体的重量应压在手掌上,以手为支撑点(不是腋窝),如果双上肢力量不足,不建议扶拐,可以用助步器或轮椅。

(2)消除可能造成跌倒的因素,不在湿滑、不平的路面行走,防止绊倒。

(3)当头晕无力、身体异样时,不要使用拐杖,可寻求周围人帮助。

14 骨折后吃点什么好

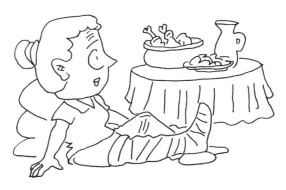

骨折是日常生活中最多见的一种外伤,很多人都有过骨折的经历。骨折对患者的正常生活影响很大,而其治愈过程又很漫长。相信很多人对骨折时的情景和恢复过程都记忆犹新。

骨折多为突发事件,不像一些慢性病,很多患者久病成医,自己都能给自己调理了。骨折则不同,事发突然,发生时,患者完全没有心理准备,很多人会感到不知所措。有的人病情较轻,给予石膏外固定后就可回家休养,有的人则需要手术治疗。中国人很重视食疗,最相信"吃什么,补什么,缺什么,补什么",因此,很多患者或家属会问:"骨折后吃点什么好?有没有忌口的?这个能不能吃?那个吃了有没有好处?喝骨头汤是不是管用?能吃鱼吗?能吃肉吗?"……

骨折发生突然,打乱了原有的生活节奏,甚至在一段时间内生活不能自理,需要他人照料,此时的患者难免情绪低落,食欲不振;加之骨折后、尤其是下肢骨折后不能自由运动,活动量少,更易引起进食减少,导致营养失衡。影响骨折愈合的一条因素就是全身营养状况的好坏,因此,骨折后合理饮食是很有必要的。当然,微小骨折不包括在内。那么,骨折后有什么忌口的吗?在饮食上到底应该注意什么呢?

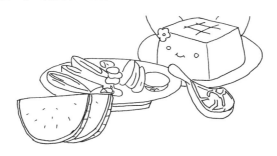

◎ 饮食既要营养均衡,又能增进食欲,提供足量蛋白,维生素、矿物质

骨折后保持良好的情绪及食欲,及时补充所必需的蛋白质、维生素及矿物质是十分必要的。骨折病人的饮食应容易消化,少食多餐,要做到营养丰富,色、香、味俱佳,能刺激食欲。骨折后,身体处于高分解代谢状态,需要高蛋白、高能量,富含胶原蛋白、微量元素(铜、锌、铁、钙)及维生素 A、C 的食物,如瘦肉、猪肝、鱼肉、虾、蛋黄、豆制品和胡萝卜、西红柿、绿色蔬菜,以促进骨痂生长和伤口愈合。

◎ 戒烟酒

吸烟会引起血管收缩,减少伤口或骨折断端血供,明显影响伤口愈合和骨折愈合能力。有研究发现吸烟者生长 1cm 新骨平均需 2.98 个月,而不吸烟者只需 2.32 个月,戒烟者则约需 2.72 个月。喝酒能增加骨折伤处的痛感,另外,酒精会引起肝脏代谢紊乱,影响蛋白合成,对骨折愈合不利。

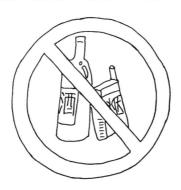

◎ 缺啥补啥, 吃啥补啥? 这可不一定

很多骨折病人的家属经常给病人炖排骨汤、鸡汤喝, 说是喝骨头汤补得快。其实, 这是个认识的误区。骨头汤里的成分是非常复杂的, 由于骨骼里的钙并不溶于水, 用开水熬是熬不出钙的, 所以骨头汤里钙的含量非常非常低。骨头里的钙质并不能直接被人吸收。骨折病人经常喝骨头汤, 会因汤汁油腻而降低食欲, 且单一的饮食结构无法满足骨折病人康复过程中所需的多种营养成分供给, 对骨折愈合不利, 导致事与愿违的结果。因此, 医生认为骨头汤对骨折愈合的作用有限, 少吃无妨, 量大无益, 不适宜天天喝。

◎ 骨折后需要补钙吗

骨折后, 很多患者及家属立刻会想到要补钙, 以为多补钙就能加速骨折的愈合。其实, 骨折后一方面钙的吸收利用受到抑制, 另一方面肾小管对钙重吸收增加。所以, 对于骨折病人来说, 短期内身体中并不缺钙。退一步讲, 即便补充了足够的钙, 如果没有足够的磷, 钙沉积也并不会明显增加。钙磷比例不合适, 反而会影响钙的吸收和利用。所以单纯补钙是不够的, 只有根据病情, 严格遵医嘱, 在适当的时机补充适量的钙及其他元素, 加强功能锻炼和尽早活动, 促进钙的吸收利用, 才能加速骨折的愈合。对于骨折后卧床期间的病人, 盲目地补充钙质, 并不一定有益, 还可能有害。

◎ 骨折后长期服用三七片有用吗

三七又名田七, 明代著名的药学家李时珍称其为"金不换"。三七是中药材中的一颗明珠, 清朝药学著作《本草纲目拾遗》中记载: "人参补气第一, 三七补血第一, 味同而功亦等, 故称人参三七, 为中药中之最珍贵者。"三七具有活血化瘀和止血的双重功效, 被国人尊崇为活血化瘀第一圣药, 也是骨伤科最常用的药物之一。很多人习惯在跌打损伤后服用三七。对于骨折后应服用多长时间的三七, 没有统一的结论。一般来讲, 骨折后早期可以通过服用三七来消肿、止痛, 2~3 周后, 肿消了, 就不需要继续服用了, 可改为服用接骨药促进骨折愈合。

总的来说, 骨折后的饮食上没有什么特别要忌口的。患者骨折的情况不同, 在骨折的不同时期, 对饮食的要求也不尽相同, 因此患者要谨遵医嘱, 合理饮食。最好不要吸烟。骨折愈合需要的时间比较长, 应安心静养, 合理膳食。要认识到, 全面营养比一味进补更合理有效, 更有利于骨折愈合和早期康复。

15　骨折愈合后，走路时腿不短也不疼，为什么会瘸

骨折以后很多人会问："医生，我以后会瘸吗？"面对这样的问题，绝大部分骨科医生都会给出"不会瘸"的答复。这是因为，现在医疗技术有了很大的进步，绝大多数骨折通过手法或手术治疗，都能得到很好的复位，肢体长度一般不会改变。理论上讲，双下肢等长，就不会瘸。即使双下肢不等长，只要不超过 2cm，在行走时也不会表现出明显的跛行。可是绝大部分患者在被允许下地后的很长一段时间，行走时会出现跛行。这下，患者的心又悬起来了：医生不是说不会瘸吗？我现在走路怎么是瘸的？不会一直这个样子吧？

◎　这种跛行正常吗

其实，骨折后恢复期不扶拐行走时出现短时间的跛行是正常的恢复过程。骨折后，患肢会有很长一段时间不能负重，有些需要石膏或支具外固定，容易导致下肢肌肉萎缩，关节僵硬，肌肉或肌腱粘连，这些均会引起步态异常。

大部分人在弃拐之前扶扶单拐，而扶单拐，就会伴有步态不正常。弃拐后，因担心患肢受伤，患者潜意识里不敢让患肢过度负重，因此在迈步时表现为缩短患肢负重时间，健侧会迅速跟进，使跛行步态更加明显。医生之所以每次在术后查房时要求患者进行肌肉收缩、直腿抬高等功能锻炼，目的就是避免卧床时间长、石膏固定时间长后产生的并发症。

◎　愈合后跛行怎么办

（1）确定跛行的原因。确认造成跛行的原因是关节僵硬，肌肉力量不足，还是心理因素。如果是关节和肌肉问题，要及时加强关节活动度和肌肉锻炼，必要时可辅助理疗或一些康复工具来锻炼。

（2）排除心理因素，去除心理负担。既然已经被医生允许脱拐行走，就表明患肢能够承受正常负重，因此患者不必担心患肢再次骨折或受伤。当然，也不可无所顾忌的大刀阔斧，要在自己身体所能承受的力量范围之内进行，一些必要的保护措施还是要有的，要循序渐进，不可急于求成。随着医学的不断进步，心理因素也越来越受关注，以健康积极的心态配合治疗对患者的康复至关重要。

（3）尽量保持正常步态，适当调整步幅、步速。要有意识地纠正步态。走路不求快，步子要小、慢、稳，也就是小步慢走。尤其是患肢步幅不宜过大，要在将身体重量全部转移至患肢后，再缓慢迈出健腿并保持身体平衡，每一步都要走

好。慢慢习惯后,步速就会自然变快。

(4)昂首挺胸,目视前方。很多人在刚开始走路时,习惯眼睛盯着脚尖,生怕摔倒。站直身体目视前方可以将重心后移,并能分散注意力。

总之,只要没有神经损伤,术后两腿长度相等,跛行就只是暂时的,通过锻炼、纠正步态,很快就能恢复正常。但是,如果不加注意,不及时纠正不正确的步态,长时间跛行就可能形成习惯性步态,将来很难纠正。这也是骨折治疗原则中很重要的一部分——功能锻炼,这个过程主要靠患者自己来完成。虽然很艰难,也很痛苦,但为了有一个良好的身体,必须克服各种困难。患者术后康复的速度有相当一部分取决于功能锻炼,所以,还是那句老话:遵医嘱,按照医生的指导方法,自己坚持锻炼,相信你会很快康复起来。

16 关节扭伤没骨折,怎么就出现了创伤性关节炎

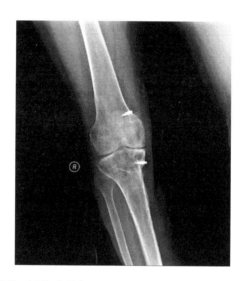

有的人关节脱位、创伤或骨折后,长时间感觉关节疼痛不适,到医院就诊拍片,医生说"出现创伤性关节炎了"。或者在受伤时医生可能就会交代"您这个关节以后可能会出现创伤性关节炎"。

对于创伤性关节炎,估计很多朋友并不陌生,不过这种疾病究竟是怎么回事,真正了解的人可能并不多。

◎ 什么是创伤性关节炎

顾名思义,创伤性关节炎是由于外伤引起的以关节软骨的退化变性和继发的软骨增生、骨化为主要病理变化,以关节疼痛、活动功能障碍为主要临床表现的一种疾病。以青壮年和运动员多见。创伤性关节炎多发生于活动频繁或负重的关节,如膝关节、踝关节、肘关节。

◎ 为什么会出现创伤性关节炎

关节扭伤后,X 线片未显示骨折,或者关节内骨折得到解剖复位,X 线片显示骨折复位并愈合良好,并不意味着关节功能完全恢复。因为在关节扭伤的同时,可能伴发软骨、半月板、滑膜、韧带、筋膜的损伤,而这些组织在 X 线片上并不显影。

关节畸形(如膝内外翻,踝关节倾斜等)、骨折成角畸形愈合、某些关节活动频繁或经常采取某种特定姿势、重度肥胖或截肢后单侧肢体承重等,均可造成积累性损伤,加重关节面的磨损和破坏。

◎ 如何预防或减少创伤性关节炎

关节内骨折应做到解剖复位,以确保关节面光滑,这也是关节内骨折虽然移位不大,但骨科医生仍要求手术的原因。

关节损伤后采取适当固定以使关节得到充分休息,受损组织得到修复。

适度积极的功能锻炼可以减少关节的肿胀渗出和粘连,减轻软骨退变。

◎ 已经出现创伤性关节炎,如何治疗

(1)针对病因治疗:骨折愈合后关节功能活动后较长时间存在疼痛,应及时行磁共振检查,以了解半月板、关节软骨或韧带损伤及修复程度。对于畸形愈合要及早纠正。减轻体重,必要时调整工种。

(2)对症治疗:口服止痛药物和活血化瘀中药。

(3)物理治疗:包括直流电疗法;红外线疗法;超声波疗法;电磁疗法等等。

(4)使用支具辅助减少关节负重,在关节腔内注射药物。

(5)采用中医针灸、推拿、整复疗法、中药熏蒸、膏药外贴治疗。

(6)手术治疗:包括关节镜下关节清理术、截骨矫正术、关节融合术、关节置换术等。

17 为什么受伤部位下雨阴天不舒服

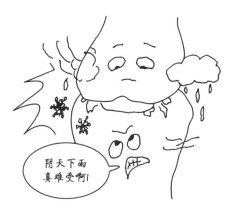

很多人可能都有过这种经历：受伤或手术以后，下雨阴天前一两天就会出现受伤部位或伤口不舒服。这种不适简直就像天气预报一样准。"医生，我好了以后，不会下雨阴天就疼吧？"这也是外科医生被问得最多的一句话之一。

很多患者的软组织损伤已经恢复，平时基本正常，但就是怕寒冷、大风等天气变化。一有风吹，就"冷"得受不了，明明是在炎热的夏天，却还穿着厚衣服，很是痛苦。为什么会这样呢？

◎ 为什么受伤部位在阴雨天会感到不适

首先，来认识一下我们的皮肤：皮肤包括表皮、真皮和皮下组织。神经存在于真皮及皮下组织中。损伤如果深达真皮和皮下组织，就有可能形成瘢痕。新生的血管和神经也在其中生长。

每当发生天气变化，特别是暴风雨来临前，大气湿度、气压和温度都会有较为明显的变化。瘢痕内的神经末梢能敏感觉察出这种变化，神经纤维越细，对外界变化越敏感，局部就会表现为痛或痒。

瘢痕内的血管舒缩调节与正常组织不同，受到寒冷、潮湿或低气压刺激后，血管持续收缩，血流减少或流速减慢，代谢产物得不到及时的排除，局部供血不足，就会降低瘢痕组织对疼痛的耐受力。瘢痕组织也会因刺激而收缩，这样也会对神经纤维产生挤压或牵拉的刺激，从而导致旧伤部位的疼痛。

◎ 如何预防和减轻疼痛不适

（1）根据天气的变化及时增减衣物，做好自身的防寒保暖工作，避免伤处受到潮湿和寒冷的侵袭。

（2）调整局部环境，尽量保持居住或活动场所干燥，远离湿冷的地方，阴雨天应减少外出。

（3）加强体育锻炼，提高身体抵抗力和应变能力，保持心情舒畅，多吃富含维生素、钙、磷的食物。

（4）平时可适当推拿、按摩、揉搓损伤部位，改善局部血液循环，软化瘢痕，缓解神经压迫症状。

（5）如果已经出现不适，应及时进行治疗：可外擦风湿膏、红花油等；可局部用热毛巾、热水袋等热敷；也可选用伤湿止痛膏、狗皮膏外贴；还可进行超短波、红外线、脉冲电波等物理治疗，以增加局部血液循环，散寒祛湿，缓解症状。

盐敷对驱寒止痛很有效果，做法如下：取粗盐 500g，放锅内炒热，再加葱须、生姜各 15g，一起用布包好，趁热敷患处至盐凉；一日一次，连用一星期，有逐风祛湿之功效。

18 "伤筋动骨一百天"，这是真的吗

伤筋动骨

100 天

?

伤筋动骨这个词本身是指身受重伤，后来被人们比喻事物受到重大损害。这可不是用来形容日常生活中轻微扭伤或拉伤的词。一旦用到"伤筋动骨"，表明伤情较重。"伤筋动骨一百天"这句话在中国深入人心，几乎是妇孺皆知，家喻户晓。

◎ "伤筋动骨一百天"有没有科学依据

在这句话里，"骨"指骨骼，而"筋"并不单独指肌腱，还包括肌肉、筋膜、韧带

等软组织。这句话是祖国医学的先辈们经过长期实践的经验总结。在古代,没有解剖学,没有 X 线机,没有手术,先辈们凭借双手整复筋骨,固定夹板,动静结合,经过长期的实践总结,得出这样的结论,可以说,这是老祖宗智慧结晶。

现代医学认为,骨折愈合是一个连续不断的过程,病理生理学家把它分为血肿机化期(2~3 周)、原始骨痂形成期(4~8 周)和骨痂改造期(8~12 周)三个阶段。在血肿机化期,骨折后 6~8 小时内,血肿开始形成凝血块,随后毛细血管增生,各种纤维细胞侵入,血肿发生机化,肉芽组织变为纤维结缔组织,使骨折断端初步连接在一起,完成这一过程需要 2~3 周。在原始骨痂形成期(4~8 周),骨折断端的纤维结缔组织,经过软骨细胞的增生、变性、钙化而骨化,这就是软骨内骨化,这一过程一般需要 4~8 周。在骨痂改造期(8~12 周),对原始骨痂进行改造,成骨细胞增生,新生骨小梁也逐步增加,并逐渐排列成规则致密的骨小梁,使骨折断端形成骨性连接,完成这一过程需要 8~12 周。从现代的病理生理学上看,骨骼和软组织的修复大概需要 3 个月左右的时间,恰好就是一百天左右,这也进一步证明"伤筋动骨一百天"是有一定的道理的。

◎ 为什么他不到一百天就好了,而我都一百多天了还没好

事实上,有很多因素会影响骨折的愈合时间,如年龄、身体健康情况、骨折部位、骨折类型、软组织损伤程度、是否感染、治疗方法,固定可靠程度、活动时机等。儿童骨折一般一个月左右就能长好,而成年人往往需要 3 个月,甚至更长时间。血液循环丰富部位骨折愈合快,血液循环差的部位就愈合慢,而有的部位,一旦骨折就很难愈合。再加上人的个体差异,因此,不是所有的人都符合"伤筋动骨一百天"的结论。

"伤筋动骨一百天"是中国古代医学家在简陋的医学条件下对创伤引起的骨折或者伤筋康复时间的简单总结,它不能完全适用于现代的情况下的伤筋动骨。因为,在古代,伤筋动骨的原因多为高处坠落、摔伤或击打,属于中低能量损伤。现在的骨折损伤多是由车祸、高处坠落等造成,属于高能量损伤,损伤严重程度不可同日而语。无论是筋还是骨,损伤越重,恢复肯定就越慢,甚至还有人会出现骨折延迟愈合或不愈合。低能量损伤多见于老年人,而老年人的修复和愈合能力又明显低于年轻人。因此,"伤筋动骨一百天"只是个大略数字,不能过于较真,对此要有正确的认识,不能绝对化。在恢复的过程中应遵照医生的指导,进行合理的治疗和功能练习,才能达到良好的效果。

◎ 手术能促进骨折愈合吗

很多人认为手术可以促进骨折愈合,使骨折"好"得更快。还有些人觉得现

代医学很发达,应该比过去恢复得更快才对。事实上,比起过去,当今的科学确实是发展进步了很多,对骨折的治疗水平也确实有显著提高。但大家应该对手术有正确认识和合理期待。手术是在保守治疗失败的情况下不得已采用的方法,通过手术将断了"筋""骨"复位或重新"接"好,使它们回到正确的位置,为功能恢复创造条件。因为骨折的愈合有其自己的规律,手术也不能改变人体组织的正常修复过程,因此也就不能显著地缩短骨折的愈合时间。这就像庄稼从播种至收获有一个严格的时间过程,不能拔苗助长一样。不是说做手术了,骨头就长得快,或者长得更结实。只能说对需要手术的患者进行手术干预,能最大限度地降低日后致残或导致功能障碍的可能性。通过加强内固定,可以允许患者早期活动和功能康复,尽早回归社会。所以虽然不能抗拒手术,但是也不应该迷信手术。

因此,对不同的损伤,选择合适的治疗方法,按医生的要求进行后期康复训练,最大限度恢复功能,早期康复才是正确的做法。

伤筋动骨别轻视,先辈总结是真知;

早点晚点别纠结,各人之间有差别;

尊重规律不盲试,遵嘱活动最明智。

19 骨折愈合良好,钢板取出后为什么还要扶拐

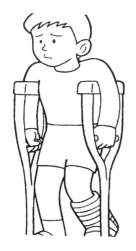
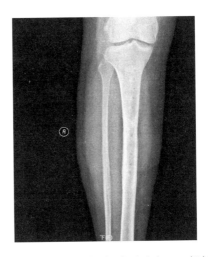

很多骨科患者在下肢骨折愈合后,会住院取出钢板或髓内钉,一般情况下医生会嘱咐:术后再扶拐一段时间,一般在 1 个月左右。

　　患者就不理解了:我的骨头早就长好了,取钢板之前已经可以到处活动、正常工作,这说明骨头已经完全恢复了呀。为什么取完内固定后反而不能立即恢复正常活动了? 还要扶拐? 不会是手术出了什么问题吧?

　　其实,医生这么做是有道理的,是站在对病人负责的角度考虑问题的。这样处理主要有以下几点原因:

　　(1)医学上有个术语,叫"应力遮挡",就是在骨折断端正常的应力被钢板或髓内钉给挡住了,一部分的力量通过内固定物传导过去。骨折的愈合及愈合后的改造塑型需要正常的应力刺激,由于内固定物的存在,骨折断端应力刺激相对减少,因此愈合的强度与正常骨质仍有区别。一旦去除内固定物,断端失去了保护,如果过早负重,则有可能再骨折。

　　(2)内固定取出后,会遗留钉孔,特别是如果在取出过程中出现断钉,医生会采用各种办法将断钉取出,最终导致钉孔更大。这些钉孔的愈合需要时间。钉孔的局部是力量薄弱区,术后过早负重,可能会因轻微外伤或外力造成骨折。

　　(3)下肢的主要功能是负重活动,在活动过程中,不仅仅是负重,还有扭转、成角等力量,应力集中于薄弱区,反复多次的力量累加,容易引起骨折。

　　其实,患者此时的扶拐已不同于受伤当时或第一次手术后的扶拐了,取内固定术后扶拐,更大意义是起到一个保护的作用,防止意外。

　　扶拐不仅是提醒自己需要继续保护,同时也是对他人的警示,提示他人你目前处于比较脆弱的状态,以免被"莽撞"之人误伤。

　　如果您工作比较忙,拄拐活动非常不便,可以选择晚一段时间,找一个不忙的时间取出内固定,甚至不取也没关系,其实绝大部分内固定是可以不取的。但为了您的顺利康复,一旦决定取出内固定,还是听从医生安排,扶拐活动一段时间(具体时间要听您的主治医生的),毕竟健康和顺利康复才是第一位的。

第二部分

生活中常见的疼痛

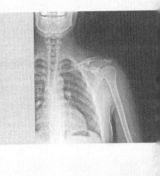

20 小腿"抽筋",一定是缺钙吗

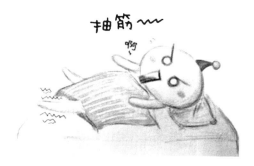

相信很多人都有过小腿"抽筋"的亲身体验。那滋味真是让人记忆深刻。很多人在出现小腿抽筋后的第一反应是"缺钙",但事实上是这样吗?

◎ "抽筋"是什么

"抽筋"学名为肌肉痉挛,是指肌肉突然、不自主的强直收缩的现象。表现为肌肉突然变得很硬,疼痛难忍,可以持续几秒到数十秒,多在游泳、睡觉或剧烈运动时出现。

◎ "抽筋"一定是缺钙吗

缺钙确实容易引起"抽筋",但"抽筋"不全都是缺钙引起的。那究竟是什么原因导致腿抽筋呢?

常见的引起小腿抽筋的原因主要有寒冷刺激、肌肉代谢产物堆积、肌肉疲劳、局部肌肉短暂供血不足和缺钙等。

寒冷刺激:在寒冷的刺激下肌肉强烈收缩引起痉挛抽筋。多见于冬季运动或冷水游泳或夜间没盖好被子等情况。

肌肉疲劳、代谢产物堆积:剧烈运动时,腿部肌肉频繁收缩,局部代谢产物(乳酸)增多,肌肉的收缩与放松难以协调,疲劳到一定程度即可引起小腿肌肉痉挛。当运动时间长且运动量大,出汗多,又没有及时补充盐分时,体内液体和电解质大量丢失,肌肉局部的血液循环不好,就容易发生痉挛。

缺钙:钙离子在肌肉收缩过程中起着重要作用。当血液中钙离子浓度太低时,肌肉就容易兴奋而痉挛。青少年生长发育迅速,很容易缺钙,因此就常发生腿部抽筋。老年女性雌激素下降、骨质疏松都会使血钙水平过低,肌肉应激性增加,而常发生痉挛。

下肢动脉硬化、闭塞：患有心脑血管病、高血压、高血脂、糖尿病者，当出现下肢酸痛、腿抽筋、行走不便等症状时，应该想到是否有动脉硬化、狭窄或闭塞。

睡眠姿势不好：如长时间仰卧，使被子压在脚面，或长时间俯卧，使脚面抵在床铺上，迫使小腿某些肌肉长时间处于绝对放松状态，就引起肌肉"被动挛缩"。

腰椎间盘突出症和脊柱退行性变：有研究表明，在腰椎间盘突出症的患者中，小腿抽筋的发生率可高达70%，这是由于脊神经根受压和脊神经根内血流量下降导致的腿抽筋。

营养不良：尤其是维生素 B_1 缺乏时，更容易发生肌肉痉挛。

孕妇腿抽筋：大多数的准妈妈在怀孕中、后期容易出现小腿抽筋现象。主要原因可能是腿部肌肉负担增加，体内钙与磷比例不平衡、血液循环不良或受凉等。

抽筋

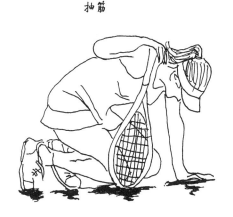

◎　腿抽筋后该怎么办呢

在运动或睡觉时出现抽筋：要马上抓紧大拇指并持续用力向上扳，慢慢地伸直腿部，待疼痛消失后再进行按摩，也可以用趾尖持续踩地。也可以使用牵拉方法：马上坐起来，伸直发生抽筋的小腿，躯干前屈，用双手扳住前脚掌，缓慢、持续向躯干侧牵拉，直至痉挛缓解。局部按摩对缓解抽筋也有很好的作用：用双手快速搓擦小腿，或用手按揉或轻叩小腿肌肉，可帮助缓解肌肉痉挛。

还可以通过穴位疗法缓解抽筋症状：用手指按压委中穴（膝后凹陷处中心点）、承筋穴（小腿后部肌肉的最高点）、承山穴（小腿后部肌肉的分叉处）等。也可以压手上合谷穴（即手臂虎口、第一掌骨与二掌骨中间陷处）。掐压20~30秒之后，疼痛即会缓解。再配合用热毛巾湿敷，用手按摩，效果会更好。

如果上述方法未能完全解除症状，可改用热毛巾、热水袋敷于腿肚处，能有效促进肌肉的血液循环，缓解痉挛。如果有人帮助，见效更快。

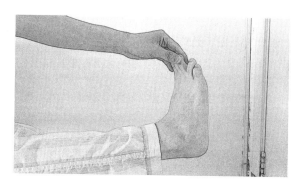

游泳时抽筋：用抽筋小腿对侧的手，握住抽筋腿的脚趾，用力向上拉，同时用同侧的手掌压在抽筋小腿的膝盖上，帮助小腿伸直。

◎ 如何预防抽筋

临睡前温热水泡脚15~20分钟，可起到改善末梢血液循环，解除痉挛的作用。注意保持舒适温暖的睡眠环境和充足的睡眠，尽量不要熬夜，注意合理膳食、均衡营养，科学锻炼，多晒太阳，适当补充维生素 B_1、维生素 E 等。

睡觉时要注意驱寒保暖，尤其是在冬天，不让局部肌肉受寒。走路或运动时间不可过长，不能让小腿过度疲劳。适当补钙，尤其是正在发育期的青少年。但要在明确低钙背后的真正原因后，再进行有针对性的治疗，而不是一味补钙。平足和其他身体构造的问题使一些人特别容易发生小腿抽筋，对于该人群，选择合适的鞋是弥补的方法之一。

一般来说，抽筋危害小，处理简单，但如果经常发作，且持续时间比较长，则应尽快去医院，排除血管、神经的器质性病变，尤其是有其他疾病的中老年人，千万不可大意。

21 您有脚底疼痛的困扰吗？脚底疼痛与骨刺有关吗

最近几年，我在门诊看到不少中老年人在经过一段时间的行走运动后，有的人甚至没有进行大量活动，就出现了足跟痛，不红不肿，就是一走就疼痛难忍。尤其是在早上刚下床或久坐后站立的时候，更是钻心的疼，活动一会儿反而会好一些。这就是所谓的"跟痛症"。去医院一拍片才发现，哦，原来是足跟长了"骨刺"了。然而，这恼人的疼痛真是骨刺惹的祸吗？让我们来了解一下跟痛症。

◎ 什么是跟痛症

跟痛症以中老年人及体重较胖者多见,是足底筋膜受到长期、持续、过大地牵拉而在足跟处发生慢性劳损,导致的慢性无菌性炎症;足底脂肪垫较厚,缺乏肌肉组织,脂肪垫作为脂肪组织,一旦损伤,就非常难修复。

跟痛症的特点是起病缓慢,行走之初局部疼痛,行走困难,坚持短距离行走数分钟后疼痛缓解,长距离行走后疼痛加重。可一侧或两侧发病,可分为跟内痛、跟后痛、跟下痛,以跟下痛最常见。

跟骨侧位 X 线片可能看见跟骨底面结节前缘有大小不等骨质增生,这就是骨刺。骨刺是一种自然的老化现象。这里所说的"跟骨骨刺"是中老年人的多发病。多数人的足跟痛都是因为脚后跟长骨刺,引起滑囊无菌性炎症造成的。对于这种情况,最好的治疗方法就是不论劳动还是休闲娱乐,要想着经常变换姿势,避免固定姿势对局部造成压迫。

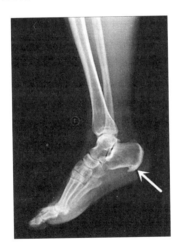

然而,临床观察发现,跟痛症疼痛的程度与跟骨骨刺大小并不成正比。有症状者可无骨刺,有骨刺者可无症状。现在普遍认为,跟骨骨刺只是跟痛症的可能原因,两者之间不存在必然关系,不能简单地认为跟骨骨刺等同于跟痛症。但是跟骨骨刺一旦形成,势必对周围腱膜、足底跟部脂肪垫形成潜在刺激,累积性刺激造成跟骨骨刺周围组织水肿增生增厚并发生无菌性炎症,成为跟痛症潜在致病因素。治疗跟骨骨刺的关键不是消除骨刺,而是在于消除骨刺周围的无菌性炎症。

◎ 跟痛症的治疗

(1)进行肢体锻炼:主要包括足底筋膜和跟腱牵拉锻炼,足底筋膜牵拉有助于炎症的消退。每天反复牵拉跟腱和足底筋膜是减轻跟痛症患者疼痛的非常有效的方法之一。

（2）使用足底垫、跟骨垫：能减少或分散跟骨撞击的应力，缓冲和支撑跟下的纤维脂肪组织，从而起到治疗跟痛的效果。

（3）进行肢体固定：疼痛严重时，可用夜间夹板或石膏托固定踝关节背伸5~10°，以免使足底筋膜在夜间痉挛，晨起活动时引起疼痛。

（4）采用体外震波（冲击波）治疗：此疗法可促进足跟处局部血液循环，加快了局部炎症的减退，是治疗此病的有效方法之一，也是最近较为热门的治疗方法。

（5）服用消炎镇痛药物：主要是非甾体消炎药，具有良好的镇痛效果，对大多数跟痛症的急性疼痛发作和长期疼痛是有效的。但是此类药物胃肠道反应比较强烈，既往有消化疾病病史患者慎用。

（6）采用局部封闭：当大多数保守疗法失败时，许多临床医生会借助此疗法。本疗法短期内的疗效是肯定的，多次频繁使用可能会引起足底腱膜、跟腱断裂及足跟脂肪垫的退化，所以需控制使用次数及频率。

（7）采用手术疗法，极少数患者经过6个月以上的非手术治疗无效时，可采用手术治疗，目前手术方法主要有软组织松解、跟骨骨刺切除。切除骨刺虽不是手术治疗的首要目的，但是在做软组织松解手术同时将跟骨骨刺一并切除还是有必要的。

22 脚跟后方疼，小心得了跟腱炎

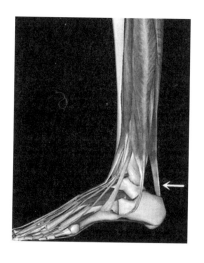

除了跟痛症,您平时还受过足跟后方疼痛的困扰吗? 如果没有,恭喜您,继续保持;如果有,那么您可能出现跟腱炎了。

所谓跟腱炎,是指由于反复多次的大量运动导致跟腱与跟骨结合部少量出血和无菌性炎症,继而跟腱的结构出现异常,变得越来越脆弱和纤维化。跟腱炎患者往往会感到脚后跟部位疼痛,行走困难并影响弹跳能力,有些患者还可能出现局部红肿。

◎ 为什么疼痛会存在很长时间呢

在跑步过程中,跟腱承受高达12倍体重的应力,因此反复过度使用跟腱就有可能造成跟腱产生劳损性损伤。在跟腱附着的跟骨部位,只有皮肤包裹,血液循环不丰富,受伤之后修复较为缓慢,细微受伤—修复的循环过程不断反复,就有可能导致跟腱形成瘢痕组织,进而变性,甚至钙化,引发顽固性疼痛,严重者还可能发生跟腱断裂。

◎ 在日常生活中,该如何预防跟腱炎

首先,在体育运动前必须充分热身,把各关节韧带活动开。体育锻炼的过程中要量力而行,循序渐进,逐渐加量。尽量少做突然发力的动作如跳跃等。在长途行走或长时间站立时,要注意间断休息,防止足部过度疲劳。一旦发生跟腱周围疼痛,应加强休息,如果休息后疼痛不能完全缓解,应当及时到医院就诊,明确诊断后才能有针对性地进行治疗。

其次,穿鞋要合脚,不可穿着新的运动鞋长跑、爬山或进行其他长时间的运动。否则,鞋与跟腱下端部位会发生过度摩擦,导致损伤,久而久之便会使跟腱受到损害。老年人也可以预防性地在鞋中放置足跟垫。

◎ 一旦发生跟腱炎该如何治疗

首先必须休息,减少活动,其次可在急性期采取局部冷敷,在慢性期采取局部热敷,同时可进行热疗、磁场、冲击波疗法等物理治疗。严重者可使用矫形支具或者足跟鞋垫来使跟腱放松并获得休息。最后,在药物选择方面,可选用抗炎镇痛药物或者用中药外洗。有报道玻璃酸钠注射液跟腱周围注射也有较好治疗作用。封闭治疗可有效缓解疼痛,但反复封闭会使跟腱内部的纤维强度减弱,有时更易引起跟腱断裂,故需控制封闭次数。

最后还要特别提醒广大女性朋友,一方面,女性由于激素的改变,更容易导致跟腱韧带等组织发生病变,另一方面,长期从事站立、行走等工作的女性,跟腱部位也容易存在慢性炎症。因此,女性更需要注意跟腱部位的保护。

23 远离肩周炎

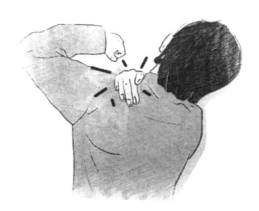

　　肩周炎的全称是肩关节周围炎,是肩关节周围肌肉、肌腱、滑囊和关节囊等软组织由于各种原因引起的慢性无菌性炎症。炎症导致关节内外粘连,从而影响肩关节的活动。本病好发于 50 岁左右的人,女性多见,故又称五十肩。因患病以后,肩关节不能运动,仿佛被冻结或凝固,故称冻结肩,肩凝症。

　　◎ 肩周炎的发病原因

　　肩周炎大多发生在 50 岁以上中老年人中,是由于长期过度活动、姿势不良等所产生的慢性致伤力或上肢外伤后肩部固定过久,肩周组织继发萎缩、粘连;还有部分患者是因为颈椎病或心、肺、胆道疾病发生的肩部牵涉痛,因原发病长期不愈导致肩部肌肉持续性痉挛、缺血,从而形成炎性病灶,转变为真正的肩周炎。

　　◎ 肩周炎的治疗

　　目前对于肩周炎尚无特效疗法,主要是保守治疗。常用治疗方法有口服消炎镇痛药、物理治疗、痛点局部封闭、按摩推拿、自我按摩等。同时,患者应进行关节功能练习,包括主动与被动外展、旋转、伸屈及环转运动。当肩痛明显减轻而关节仍然僵硬时,可在全麻下手法松解,以恢复关节活动范围。

　　有些患者只要疼痛稍有缓解,就会立即停止物理康复治疗或药物治疗。如此,病灶处的炎症或损伤可能只恢复了一部分,很容易在短期内反复发作,因此理疗或药物治疗应持续较长一段时间。专业的按摩的确能起到一定的缓解作用,但并不能除根。不恰当的手法只会弄巧成拙,容易加重病情,甚至造成损伤,因此不建议手法力度过大的按摩。

◎ 肩周炎的预防

（1）加强体育锻炼是预防和治疗肩周炎的有效方法。加强肩关节肌肉的锻炼可以预防和延缓肩周炎的发生和发展。据调查，在肩关节肌肉发达、力量大的人群中，肩周炎发作的几率较低，所以肩关节周围韧带、肌肉的锻炼强大，对于肩周炎的治疗恢复有着重要的意义。

（2）受凉常是肩周炎的诱发因素，因此为了预防肩周炎，中老年人应重视防寒保暖。一旦着凉也要及时治疗，切忌拖延不治。

（3）无论是伏案写字，或者是对着电脑操作，还是低头做手工，都要保持正确的姿势。如果姿势不正确，我们的身体就会处于一种很别扭的状态，久而久之，就会出现很多毛病，像腰椎间盘突出、生理曲度消失等，肩周炎也是。

（4）外伤也可以引起肩周炎，称为创伤后肩周炎。因此平时应尽量避免肩膀部外伤。假如不小心受伤，也要去医院进行正规治疗，不要延误。

（5）未患肩周炎时要控制活动量，患了肩周炎时倒要提倡活动。在不会引起肩部明显疼痛的前提下，每天都应当坚持进行肩周运动，比如尽可能地伸手摸高，两手放后背努力去勾手指等等，努力使粘连的关节内外能够活动开来。

◎ 肩周炎的功能锻炼

常练习肩周炎保健操，有助于您在生活中随时随地可以进行锻炼，更好地帮助治疗肩周炎。只要坚持进行锻炼，就能为治疗肩周炎起到更好的辅助效果。

（1）趴墙：正面趴在一堵空墙上，患者双臂紧贴墙上，手指带动手臂逐渐向上做爬墙的动作。保持身体的稳定，尽量让双臂向上爬得高一些、更高一些，直到感觉疼痛，不能向上。这可作为肩周炎患者的一项日常锻炼。

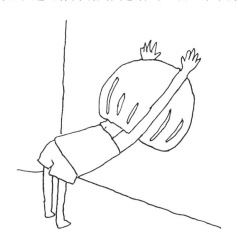

（2）搓背：肩周炎患臂从背后下侧摸背，往往两手臂都很难互相摸到，这时可以用一条毛巾连接两臂，如同搓背一样来回移动。

（3）画圈：双脚直立，双手下垂，找一个中心点，进行画圈运动，正画40次，反画40次，两臂各画一遍，每天1次。

（4）拉手：自然站立，在患侧上肢内旋并向后伸的姿势下，健侧手拉患侧手或腕部，逐步拉向健侧并向上牵拉。

（5）旋肩：站立，患肢自然下垂，肘部伸直，患臂由前向上向后画圈，幅度由小到大，反复数遍。

最后提醒大家，在进行治疗肩周炎的同时，不但要坚持不懈的锻炼，也要注意培养良好的日常生活习惯。只有这样，才能帮助您远离肩周炎。

24 不打网球，说不定也会得网球肘

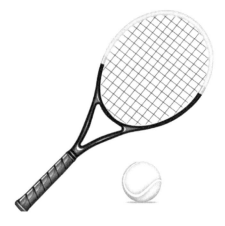

很多人在因肘关节疼痛就诊，被医生告知患了"网球肘"时，都一脸茫然：啥是网球肘？我从来不打网球，为什么会得网球肘呢？非常不解。

其实，网球肘只是一种通俗说法，专业名称为肱骨外上髁炎，因最早是在网球运动员中被发现和诊断，所以俗称为网球肘。在临床上十分多见，为骨科门诊就诊率最高的常见病之一。

网球肘是伸指总肌、桡侧伸腕长短肌在肱骨外上髁附着处的慢性劳损或受到反复牵拉，局部发生肌腱附着处的微细撕裂、慢性炎变黏连所致。在伸肌总腱深处有微细的血管神经束穿出，若在此处受到卡压，也可产生相应的临床症状。

　　日常生活中进行用手搓洗衣物、切菜、炒菜、抱孩子、扫地，以及其他需要用前臂和手腕活动过多时，就容易患网球肘。这些家务活会导致前臂力量集中到肘外侧，久而久之，便会使肌肉附着处发生慢性积累性损伤。砖瓦工、木工等长期反复用力做肘部活动者，也易患此病。当然，还有不少病人根本找不到具体病因。

◎　网球肘主要临床表现

　　多有肘、腕活动过多病史，疼痛逐渐加重。肘关节外上髁处局限性疼痛，并向前臂放射，尤其是在内旋（旋前）时。患者常主诉手不能用力握物，如握锹、提壶、拧毛巾、打毛衣等，运动可使疼痛加重，偶尔可因剧痛而使持物失落，严重者做伸指、伸腕或拿筷子动作时即可引起疼痛。静息后再活动或遇寒冷时疼痛加重，有少数患者在阴雨天时自觉疼痛加重。

　　临床检查可发现肱骨外上髁处有压痛点；屈腕并在前臂旋前位伸肘时可诱发疼痛。此外，抗阻力前臂旋后也可引起疼痛。X 线摄片，一般无异常发现。

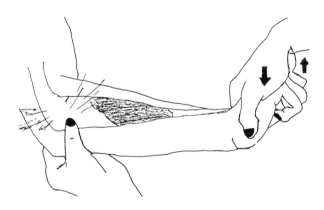

◎　网球肘的治疗方法

　　肱骨外上髁炎是一种自限性疾病，非手术治疗常能奏效，手术方法很少应用，只用于症状严重，非手术治疗无效的极少数病人。网球肘形成原因就是四个字"用力不当"，最主要的病因就是用力过度（跟平时的劳损差不多）。因此，如果真的确诊了网球肘，您就得停下来好好思考一下自己平时的生活工作习惯，看看有没有总是反复的进行某一项活动，有没有总是肘部用力过度，有没有在很累的情况下仍然坚持劳作等。一般症状较轻的网球肘只要休息一段时间就能康复，无需特殊处理。如果症状比较严重，已经影响到自己的生活工作，就必须去正规医院看医生。网球肘越早察觉，越早治疗，治疗效果就越好。

常用的保守治疗方法有：①休息：尽量避免引起疼痛的动作；②冰敷肘外侧，1天4次，1次15~20分钟，毛巾包裹冰块时，不要让冰块直接接触皮肤，以免冻伤；③可服用阿司匹林或非甾体类消炎止痛药（如布洛芬等）；④使用护具，以便肘关节制动，减少进一步损伤；⑤局部封闭治疗，此项治疗方法的注射部位、时间间隔、次数要求较高，很有讲究，最好由有经验的医师慎重进行；⑥针刀疗法：封闭疗法疗效欠佳时，可考虑小针刀疗法。针刀疗法主要针对慢性肌筋膜炎卡压微血管神经束发挥作用；⑦冲击波治疗效果也不错。

如果是晚期网球肘或顽固性网球肘，经过正规保守治疗半年至1年，效果不佳，并严重影响生活和工作，可以采取手术治疗。手术方法有微创关节镜手术和局部开放性手术，目的是清除坏死的、不健康的组织，改善或重建局部的血液循环。

25 狭窄性腱鞘炎，都是"勤劳"惹的祸

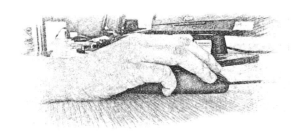

门诊上有很多患者来就诊时说，自己最近手指不灵活或手腕部只要一活动就疼，连做家务活都受影响。以为是骨头上出了什么问题。仔细一查，原来是患上了狭窄性腱鞘炎。患者听到诊断，一脸迷茫：什么是腱鞘炎？骨头没事吗？要不要拍片看一下？

◎ 什么是腱鞘炎

腱鞘炎是临床上较为常见的疾病，一些需要长期重复劳损肌腱的职业如演奏家、货物搬运工或需要长时间电脑操作的行业等，都会引发或加重此病。常见患处有手腕、手指等位置。女性及糖尿病患者更容易患上这病。病人会感到关节疼痛、晨僵，通常关节晨僵的感觉在起床后最为明显，活动后会有所缓解，但随着活动的增加症状再次加重。受影响的关节肿胀，甚至弹响，关节活动障碍。

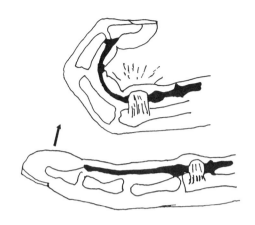

◎ 为什么会患腱鞘炎

腱鞘与肌腱（老百姓所说的筋）的关系就像刀与刀鞘的关系。

腱鞘就是套在肌腱外面的双层套管样密闭的滑膜管，是保护肌腱的滑液鞘。它分两层包绕着肌腱，两层之间一空腔即滑液腔，内有腱鞘滑液。内层与肌腱紧密相贴，外层衬于腱纤维鞘里面，共同与骨面结合，具有固定、保护和润滑肌腱，使其免受摩擦或压迫的作用。肌腱长期在此过度摩擦，即可发生肌腱和腱鞘的损伤性炎症，引致肿胀，腱鞘显得相对狭窄，这情况便称为狭窄性腱鞘炎。最多见的是桡骨茎突狭窄性腱鞘炎和屈指肌腱腱鞘炎（扳机指）。若不治疗，便有可能发展成永久性活动不便。

桡骨茎突狭窄性腱鞘炎是出现在腕部拇指一侧的骨突（桡骨茎突）处，表现为骨突周围有明显的疼痛和拇指活动受阻，局部压痛。自我检查时可把拇指紧握在其他四指内，并向腕的内侧做屈腕活动，则桡骨茎突处出现剧烈疼痛。

屈指肌腱腱鞘炎多发生于拇指与中指或示指的掌指关节手掌面，清晨醒来时特别明显，表现为患指屈伸功能障碍，疼痛有时向腕部放射，指关节屈曲处有压痛，并可触到增厚的腱鞘就像豌豆大小的结节。当弯曲患指时，突然停留在半弯曲位，手指既不能伸直，又不能屈曲，像被突然"卡"住一样，用另一手协助扳动后，手指又能活动，产生像"扳枪栓"样的动作并常伴有弹响，所以又被称为"扳机指"或"弹响指"。患者常自述关节活动不灵活，关节肿胀、疼痛。严重时关节绞锁在屈曲或伸直位，关节不能伸直或屈曲。此病偶见于小儿，双侧拇指处于屈曲位，不能主动伸直。轻者在患儿熟睡时经局部按摩拇指可以伸直，重者被动也不能伸直拇指。

◎ 如何预防腱鞘炎

（1）在洗衣、做饭、织毛衣、打扫卫生等家务劳动时，要注意手指、手腕的正确姿势，不要过度弯曲或后伸。提拿物品不要过重。手指、手腕用力不要过大。

（2）连续工作时间不宜过长，工作结束后，要揉搓揉搓手指和手腕，再用热水泡泡手。

（3）冬天洗衣服时，最好用温水，下雪后扫雪，也要戴上棉手套，防止手部受寒。

（4）对于长期伏案办公人员来说，应采用正确的工作姿势，尽量让双手平衡，手腕能触及实物，不要悬空。

（5）手腕关节做360°的旋转或将手掌用力握拳再放松，来回多做几次；将手指或手掌反压几下，都可以有效缓解手部的酸痛。

（6）感觉身体关节疲劳时可以泡个热水澡，舒解一下紧绷的肌肉，或是在酸痛的部位进行热敷。

◎ 腱鞘炎的治疗方法

患处可用热疗、按摩及充分休息3周左右时间，特别要减少引起症状的手部动作，一般情况下，症状能得到明显缓解，但容易复发。当这些处理无效时，可行局部封闭治疗，使早期腱鞘炎得到缓解，每周封闭一次，但要注意封闭治疗不宜过于频繁，还要注意操作手法，否则易引起肌腱断裂。

当上述方法治疗均无效或反复发作时，应做腱鞘切开术或小针刀松解，效果良好。

26 腱鞘囊肿，是肿瘤吗，不会恶变吧

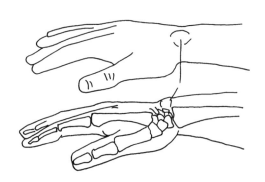

◎ 什么是腱鞘囊肿

腱鞘囊肿是发生在关节附近或腱鞘附近的一种良性囊性肿块,腕背、腕掌侧,桡侧屈腕肌腱及足背发病率最高。目前多数人认为,该病病因是关节囊、韧带、腱鞘上的结缔组织因局部营养不良,发生退行性变;慢性损伤使滑膜腔内滑液增多而形成囊性突出。长期使用电脑的人士,若手握鼠标时间过长,或是姿势不正确,都可导致手关节滑膜腔的损伤而致病。部分病例与外伤有关。

腱鞘囊肿可发生于任何年龄,但多见于青年和中年,女性多于男性。囊肿生长缓慢,形状为圆形,直径一般不超过 2cm,囊内为无色透明胶冻样黏液。大部分病例除局部肿物外,无任何不适感,仅觉是一种累赘,不美观。但当腕部活动过度时,由于内压加大,可出现酸胀无力而影响活动。囊肿多数张力较大,质地坚韧,少数柔软,但都有囊性感。B 超检查可确定肿块的性质。

◎ 腱鞘囊肿的治疗方法

(1)非手术疗法

针刺疗法:在囊肿四周用普通针灸针穿通囊壁,对刺 4 针,中央 1 针,1 天 1 次,每次留针 30 分钟,拔针后在囊肿处加压压迫,将囊肿内液挤出于皮下,囊肿变平而愈。有些囊肿的波动感不是很强,质地比较硬,如果单纯用手指挤压未必能够将其挤破。这时可以换种方法,先将囊肿外的皮肤进行消毒,然后用小号针头扎入囊肿中,这时要感觉一下是否有穿透囊壁的落空感。当穿刺成功后,拔出针头,再用拇指将囊内容物用力挤压排出。再行按摩,使囊肿消失。

抽取囊内容物:局部麻醉下用较粗的针头穿刺,尽量抽出胶状液,然后注入醋酸氢化可的松 0.5ml,加压包扎。

用力挤压或捶击,有时可使囊肿破裂,逐渐自行吸收:将手腕或足反向屈曲,比如长在手腕背侧就将手心朝下屈曲,使得囊肿表面的皮肤绷紧,即囊肿壁也变得紧张。用手指推动囊肿块左右活动数分钟,与周围的粘连解除,然后拇指用力将囊肿推向一侧挤压,听到响声后,说明囊肿已破。这时让患者经常按摩囊肿之前存在的部位,以免复发。

以上三种方法创伤小,但治疗复发可能性较大,想要预防此病,平时避免劳损,特别是像在办公室上班,使用电脑频率较高的白领,更要时时注意劳逸结合,多放松手腕,以免长期慢性损伤,使滑膜腔内的滑液增多形成囊肿。

(2)手术疗法

囊肿摘除术为常用的可靠方法。手术需在止血带下进行,以保证手术野清晰,多采用局醉。术后应避免患病的关节剧烈活动 1 个月。

在此要提醒大家,不要长时间使用电脑,若需要长时间上网,也应每隔 1 小时休息 5~10 分钟。休息时勤做室内运动,做柔软操或局部按摩,针对肩颈、上肢、手腕进行拉筋及肌力训练,以增加柔软度及肌力。可以做些温和的手部运动以缓解疼痛。旋转手腕是简单的运动之一。转动手腕约 2 分钟,可以运动所有的腕肌肉,恢复血液循环,并消除手腕的弯曲姿势。在劳累后应用热水对患处进行冲洗,使局部血流通畅。局部按摩也有利于促进血液循环。

27 封闭治疗治标不治本吗

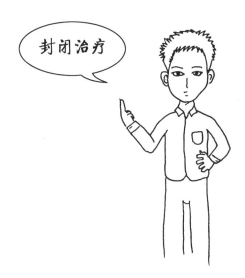

门诊来了一位患者,坐下来就抱怨左肘关节疼痛。我听他描述完并检查了一下,很快明确为"网球肘"。他对我说,在之前,他已经跑了很多家医院,用了很多办法也没有效果。我说,那就封闭治疗吧。患者一听不假思索,马上拒绝,反复追问还有没有别的办法,反正就是不同意封闭治疗。

这类患者在门诊很多见。有很大一部分人,一谈到封闭治疗,马上摇头反对,反感、恐惧甚至拒绝。他们大部分是因为听别人说起打封闭特别疼,而且有副作用,治标不治本。但这种观点其实是错误的。

◎ 什么是封闭治疗

封闭治疗是骨科和疼痛科非常常用的一种治疗方法,并没有像人们所说的那么可怕,也并不是一些人所说的治标不治本。封闭疗法是将一定量的麻醉药物和少量激素混合并直接注射于痛点、关节囊、神经干等部位,使其在病变局部发挥最大的治疗作用,可以起到消除无菌性炎症,有效止痛、解除痉挛等作用,在病变局部发挥最大的治疗作用。具有给药直接,疗效迅速的优点。

当人体局部组织或器官发生无菌性炎症,损伤或疼痛时,会激起局部的神经冲动,并向人体的中枢神经传导,影响中枢神经的功能活动。而封闭治疗可阻断神经冲动的传入通路,维护中枢神经的正常功能,改善局部组织的营养,利于局部炎症的消退、损伤的修复及疼痛的缓解。

封闭治疗的治疗原理是利多卡因可麻醉止痛,阻断疼痛刺激的传导,减少局部病变对中枢的刺激,改善局部血液循环及营养状态;类固醇药物具有促进无菌性炎症吸收、软化瘢痕等作用。适用于全身各部位的肌肉、韧带、筋膜、腱鞘、滑膜的急慢性损伤或退行性变,常见的如网球肘、肩周炎、跟腱炎、跟痛症、腱鞘炎、腕管综合征等。治疗有效期视病情轻重而定,时间长的可维持一年以上,短的数周。这是一种对症治疗措施,对消除局部的疼痛症状有较好的效果。

有人认为封闭治疗治标不治本,其实有些疾病经封闭治疗就可以获得痊愈。有的疾病虽不能治愈,但经过封闭治疗,能明显减轻不适,为治本争取时间。

封闭疗法如果操作得当,基本没有什么危险性,患者无特殊的不适感。很多患者都担心封闭针会像服用止痛片一样有成瘾性,打得多了,最后就会成为"瘾君子"。其实大可不必担心,因为目前我们根据病情采取封闭治疗的量都是有限制的。每次间隔7~10天,一般连续不超过3~4次。如需继续注射,间隔时间也会很长,所用的剂量也会很小,所以几乎不会出现像长期、大剂量、反复应用激素后所产生的药物依赖性和习惯性。

当然,任何药物都有一定的副作用,封闭疗法也可能产生一定的危险性,如局部的急性过敏反应、无菌性操作不当引起的局部感染等,也可能产生局部组织的坏死、脓肿和窦道形成。

◎ 封闭疗法注意事项

(1)术前应熟悉注射部位的局部解剖,注意注射时回抽有无血液,避免伤及神经及注入血管内。

(2)明确注射部位,筋膜炎只封闭有压痛的筋膜;腱鞘炎封闭时,应将药物注入鞘管内;肌腱炎时封闭压痛区的肌腱及其附着的骨骼处;滑囊炎应将药物注入病变滑囊内。

(3)注意严格无菌操作,防止腱鞘内感染或封闭部位感染。

(4)合理用药。按规定剂量及方法,注射部位准确,少量药物即可起效。如需再行封闭治疗,应间隔 1~2 周时间。反复多次使用糖皮质激素会加重肌腱韧带的退变。

（5）一般如果封闭的部位准确,压痛及疼痛立刻消失。若封闭在张力大的区域,或封闭区域出血,疼痛会加重,特别是进行封闭的当天晚上;待消肿以后,疼痛才逐渐消失。

（6）若注射后短期内出现肿胀、红热,应警惕感染。封闭治疗常用的药物为利多卡因加醋酸泼尼松龙或曲安奈德、或氢化可的松等激素类药物局部痛点注射,有的医生喜欢加入维生素 B$_{12}$ 或维生素 C 等一些辅助用药。虽然封闭疗法止痛效果好,但不适于长期使用,用量也不能太大,一般每隔 7~10 天封闭 1 次,3~4 次为一疗程,最多不超过两个疗程,如果封闭治疗连续两个疗程仍效果不佳,应考虑诊断是否正确,或更换其他疗法。否则药液会在局部积聚,抑制纤维组织形成,使局部组织脆弱。封闭注射后,很多人都经历过剧痛,这主要是因为局部炎性肿胀处压力增高而引起,而且可能在之后的 1~2 天内还会加重。不过不用担心,很快就会好转。如果 72 小时后仍有红肿、发热,应警惕是否有急性化脓性感染。

28 手麻,不一定是颈椎病,还有可能是腕管综合征

手腕部掌侧有正中神经和手指的屈肌腱通过,它们走行在一个管状的狭小通道内,这个通道称为腕管。由于腱周组织增厚或其他肿物挤占了隧道的空间,造成正中神经被压迫,引起疼痛、无力或手麻木,可向手臂放射,称为腕管综合征。虽然这种症状也可能见于其他疾病,但腕管综合征是最常见的病因。

腕管综合征好发于 30~50 岁年龄,女性为男性的 5 倍,主要表现正中神经受压示指、中指和无名指麻木,刺痛或呈烧灼样痛,白天劳动后夜间加剧,甚至会在睡眠中痛醒。局部性疼痛常放射到肘部及肩部,拇指外展肌力差,握力下降,可能难以形成拳头,抓住小物体。偶有端物、提物时突然失手常伴有手动作不灵活、无力等。疼痛症状夜间或清晨加重,"摇手"可以缓解些。症状通常是逐渐发生的。患者手腕很少出现明显肿胀。如果未经治疗,拇指肌肉可能会萎缩,失去判断冷热的能力。

检查时可叩击腕部掌侧正中,可出现正中神经支配区的麻木、疼痛,部分病人手腕关节极度屈曲 60 秒后手指感觉异常加重,利用血压计在上臂加压至远端肢体静脉扩张可诱发症状出现。

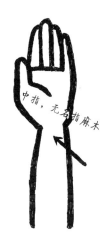

中指，无名指麻木

◎ 腕管综合征的发病原因

腕管综合征往往是多种因素综合作用,使腕管内压力增加,从而出现神经症状。最多见的是先天的腕管狭小。其他情况还有:创伤导致的手腕肿胀,如扭伤或骨折;脑垂体过度活跃;甲状腺功能减退症;类风湿关节炎;腕关节劳损,受压,反复振动工具的使用;在怀孕期间或绝经期,体内激素水平变化,造成腕管内液体潴留;腕管内囊肿或肿瘤。还有很多病人是因为手、腕部活动过度所致。

◎ 腕管综合征的治疗方法

(1)非手术治疗。适用于患病早期、症状较轻者,可用小夹板等固定腕关节于中立位 1~2 周,多数患者有效果。另外,可采用腕管内皮质类固醇激素封闭治疗。每周 1 次,共 3~4 次。如果第一次封闭后无效,则不再封闭。还有人发现,局部封闭的效果和手术疗效密切相关,局部封闭效果好则手术治疗的效果必然好。必须注意的是,如果患者患有类风湿关节炎、糖尿病、甲状腺功能低下,则必须首先积极治疗原发病。

(2)手术治疗。症状严重、保守治疗 2 个月无效者应及早手术治疗。通常行腕横韧带切开腕管减压术。术后短臂石膏固定腕关节于背伸位 7~9 天,然后去掉石膏开始主动活动。

(3)关节镜腕管切开减压术。这一新技术近年来才开始应用,应用关节镜进行腕管切开减压有手术创伤小、恢复快、住院时间短等优点。

◎ 腕管综合征的预防

(1)手及腕部劳动强度大时应注意休息,防止腕部正中神经持续性受压,中年女性在劳动中更要注意这一点。另外,在劳动前和劳动后放松腕部,充分活动腕关节,有助于防止腕管综合征的发生。在工作场所,工人可以做放松活动,增加休息时间。穿无指手套,可以帮助的手温暖而灵活。可以采用人体工程学,重新设计工具和工具手柄,使职工的手腕保持自然的位置。

(2)注意避免劳作中洗冷水,避免寒冷刺激和过度伸屈用力,注意局部保暖。

(3)对于已经患该病的病人,经过治疗后如症状缓解,要注意防止复发,要避免长时间手、腕强度较大的活动。

(4)因外伤所致的骨折、脱位病人如有手指麻木,疼痛,要及时到医院检查,及时治疗,可获得良好疗效。

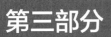

第三部分

痛　风

29 痛风，来去如风，痛不欲生

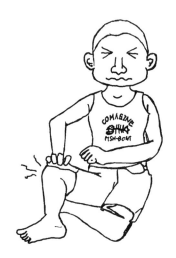

　　提起痛风，相信很多人都不陌生，有些人还会有亲身体验。对于他们来说，痛风两个字，是痛不欲生的"痛"，痛像"风"一样吹过去了的"风"。随着经济发展和生活方式改变，其患病率逐渐上升。

　　痛风发病机制是由于嘌呤代谢障碍，尿酸产生过多或因尿酸排泄不良而致血中尿酸升高，当血尿酸水平超过其血液中的饱和溶解量时，多余的尿酸盐结晶便沉积在关节滑膜、滑囊、软骨及其他组织中，少许结晶脱落便可刺激周围组织引起的反复发作性炎性疾病。

　　典型痛风发作一般起病急骤，多于夜间因剧痛而惊醒。由于足部血液供应较差，皮温较低，组织液 pH 值低，而趾骨关节承受压力大，容易损伤，尿酸容易在足部关节形成结晶，所以痛风性关节炎多发生在第一跖趾关节，也就是大脚趾的关节。其次依次为踝、跟、膝、腕、指、肘等关节。90% 为单一部位受累，呈红肿热痛，可有关节腔积液。发作常呈自限性，数小时、数天、数周自然缓解，缓解时局部可出现本病特有的脱屑和瘙痒表现。缓解期可数月、年乃至终生。但多数反复发作。多于春秋季发病。

　　尿酸是痛风发生最重要的生化基础，也是痛风最直接的致病因素，与高血压、高脂血症、动脉粥样硬化、肥胖、胰岛素抵抗的发生密切相关。国际上对于高尿酸血症的诊断标准为：在正常嘌呤饮食状态下，非同日两次空腹血尿酸水平男性＞420μmol/L，女性＞360μmol/L，即可诊断为高尿酸血症。

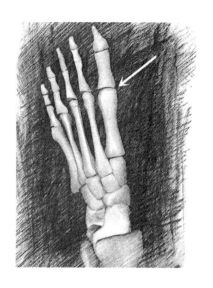

◎ 尿酸高就是痛风吗

大部分高尿酸血症患者没有明显的红、肿、热、痛等临床症状,称为无症状性高尿酸血症。没有临床症状并不代表其关节或其他组织没有受到尿酸盐结晶沉积的影响,只不过尿酸盐结晶沉积引起的组织损害比较轻微,尚未造成明显的临床症状而已。

无论是男性还是女性,痛风的发病率随着血尿酸水平的增加而增加。痛风的发生率与血尿酸水平存在明显的量效关系,血尿酸越高,痛风发作越频繁,而且发病年龄也越早。研究证实:血尿酸≥600μmol/L时痛风的发生率为30.5%,血尿酸<420μmol/L时痛风的发生率仅为0.6%;而血尿酸<420μmol/L时痛风发作的平均年龄为55岁,血尿酸≥520μmol/L时痛风发作的平均年龄为39岁。因此虽然高尿酸血症并不一定是痛风,但是高尿酸有更高发生痛风的可能。有些人高尿酸血症一生都不会引发痛风,而另外一些人在发现高尿酸血症一周或者一个月之内就会发生第一次痛风。

◎ 为什么痛风男性多见

男性易患痛风,这是不争的事实。其中患病率最高的,是40岁以上的中年男性。根据最新统计,痛风的男女发病比例是20:1。脑力劳动者、体胖者发病率较高。痛风偏爱男性的原因是:女性体内雌激素能促进尿酸排泄,并有抑制关节炎发作的作用。男性喜饮酒、赴宴,喜食富含嘌呤、蛋白质的食物,使体内尿酸增加,排出减少。雄激素可促进尿酸的重吸收,减少排泄及影响肝脏的嘌呤代谢

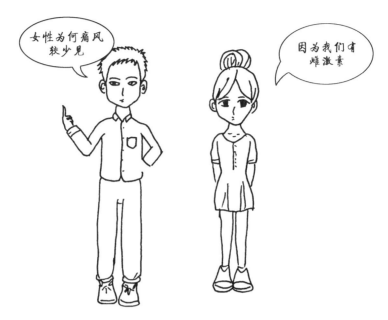

过程。男性患者急性痛风的诱因分别为饮酒（25.5%）、高嘌呤饮食（22.9%）、剧烈运动（6.2%）；女性患者急性痛风的诱因分别为高嘌呤饮食（17.0%）、突然受冷（11.2%）、剧烈运动（9.6%）。

◎ 痛风的诊断标准

2015 年美国风湿病学会（ACR）和欧洲抗风湿病联盟（EULAR）联合通过了最新的痛风分类标准。适用于曾经发生过至少 1 次的外周关节肿胀、疼痛或压痛的疑似痛风患者；对于已在发作关节液、滑囊或痛风石中找到尿酸盐结晶者，可直接诊断痛风。该标准包含 3 个方面：①临床特点；②实验室检查；③影像学特征。分为 8 个条目：①受累关节分布；②受累关节急性发作时的症状；③典型的急性发作；④痛风石证据；⑤血尿酸水平；⑥关节液分析；⑦曾经有或现在有症状的关节或滑囊处尿酸钠晶体的影像学证据；⑧痛风相关关节破坏的影像学证据，共计 23 分，当得分≥8 分，可诊断痛风。新标准首次提到准入标准和充分标准两个概念。准入标准是至少有一次外周关节或滑囊的发作（肿胀、疼痛或压痛），准入标准的提出是为了明确新标准的适用人群，排除无症状高尿酸血症患者，相当于必要条件。充分标准即用偏振光显微镜证实有症状的关节／滑囊（即滑液）或痛风石周围存在单钠尿酸盐结晶（MSU），充分标准可作为诊断痛风性关节炎的金标准，相当于充分条件，一旦满足无需再进行其他检查，即可确诊痛风。对于满足准入标准，而不能满足充分标准或就诊机构没有条件进行偏振光显微镜检查 MSU 的患者,可以进一步应用评分标准进行诊断,≥8 分即可诊断。超声在痛风患者中能较敏感发现尿酸盐沉积征象,可作为影像学筛查手段之一,尤其是超声检查关节肿胀患者有双轨征时,可有效辅助诊断痛风。

◎ 饮食对痛风影响大吗

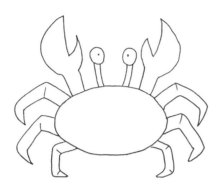

非常肯定地说,饮食对痛风影响很大。因此对患者进行教育是痛风治疗的基础,目的是让患者养成合理的饮食及生活习惯。多饮水,每日饮水量不少于 1500~2000ml;碱化尿液,使尿 pH 值维持在 6.2~6.9,有利于尿酸盐结晶的溶解和排出。控制体重、规律锻炼、戒烟,限制含酒精饮料、啤酒和白酒;建议避免摄入富含高嘌呤的动物内脏、高果糖含量的甜食、饮料和汽水;限制牛肉、羊肉、猪肉、高嘌呤含量的海鲜;鼓励患者食用低脂乳制品和蔬菜。维生素 C 对痛风的发作具有一定的预防作用。吃一次火锅比一顿正餐摄入嘌呤高 10 倍,甚至数十倍。一瓶啤酒可使尿酸升高一倍。高血压病人患痛风可能性会增加 10 倍。

◎ 看看您的痛风在什么级别

第一级:前期,高尿酸血症期,可无痛风的临床症状,只表现为血尿酸升高,但应该提高警惕。

第二级:早期,症状表现为急性痛风性关节炎的发作,一次发病结束后关节会完全恢复,但可反复发作,也是皮下痛风石的形成期。

第三级:中期,由于关节炎急性发作反复出现,关节出现不同程度的骨破坏与功能障碍损伤,逐渐发展为慢性痛风性关节炎,出现皮下痛风石、尿酸性肾病、肾结石、肾功能轻度减退等。

第四级:晚期,有明显的关节畸形及功能障碍显现,皮下痛风石数量越来越多、体积也逐渐增大,甚至破溃出白色尿盐结晶。伴有尿酸性肾病及肾结石的患者病情会进一步发展,肾功能明显减退,严重者出现氮质血症及尿毒症。

30 痛风危害有哪些

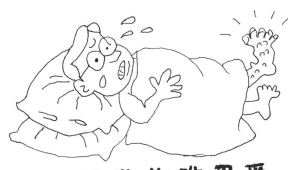

很多痛风患者认为,痛风只是疼痛,只要不疼就万事大吉了,这是一个认识误区。其实痛风可以引起很多并发症,一旦出现,后果严重。高尿酸血症是继"三高"(高血压、高血糖、高血脂)之后的"第四高"。

痛风石是痛风特征性损害。除中枢神经系统外,可累及任何部位,最常见于关节及耳轮。呈黄白色大小不一的隆起,小如芝麻,大如鸡蛋,初起质软,随着纤维增生渐硬如石。可引起关节僵硬、破溃、畸形。

◎ 痛风的常见临床表现及并发症

(1)痛风性关节炎:这是痛风最常见的临床表现。

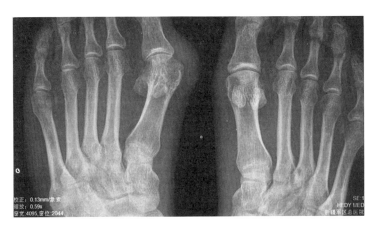

(2)痛风性肾病和慢性肾功能衰竭:如果血尿酸>392μmol/L,发生慢性肾衰

的风险男性增加 94%，女性增加 42%。而且血尿酸每升高 60μmol/L，发生急性肾衰的风险增加 74%。肾功能受损后，血尿酸排泄减少，更加重了高尿酸。尸检证实，90%~100% 痛风患者有肾损害。临床可有蛋白尿、血尿，进而发生氮质血症等肾功能不全表现。

（3）尿酸性肾结石：结石在高尿酸血症期即可出现，其发生率在高尿酸血症中占 40%，占痛风患者的 1/4，比一般人群高 200 倍。尿酸性肾石症常表现为腰痛和血尿，如果堵塞了输尿管还会导致发热、少尿、无尿、肾积水、血肌酐升高等。在结石病因中，尿的酸碱度影响最大，当 pH=8.0（尿呈碱性）时尿酸溶解度增加100 倍，这也是痛风患者喝苏打水的原因（碱化尿液）。

（4）高血压：高尿酸血症还可以引起高血压，据统计，血尿酸每增加 60μmol/L，高血压发生的风险增加 15%~23%。

（5）糖尿病：血尿酸水平增高可以增加 2 型糖尿病的患病风险，据国外一项研究发现，25% 的糖尿病是因高尿酸所致。此外，糖尿病人血尿酸水平升高更容易发生糖尿病肾病。

（6）冠心病：血尿酸水平每升高 60μmol/L，女性冠心病的病死率增加 30%，男性增加 17%。通过降尿酸治疗可使心血管疾病减少 13%~29%。

（7）脑卒中：高尿酸血症可促进脑卒中的发生，增加脑卒中的死亡率和脑梗的复发率。

有学者认为，肥胖、2 型糖尿病、脂代谢紊乱血症、高血压病和痛风是一组常并存的代谢综合征。这是因为肥胖、高胰岛素血症 - 胰岛素抵抗会引起糖、脂质、嘌呤等代谢紊乱。只要降低体重、增加体力活动及改变饮食习惯，即可得到较好的治疗效果。

31 痛风的治疗

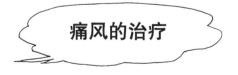

痛风的治疗

◎ 痛风的治疗目标

痛风的治疗有以下四个目标：①尽快终止急性关节炎的发作；②防止关节炎复发；③纠正高尿酸血症；④防止尿酸结石形成。无症状期高尿酸血症的治疗一般认为不必药物治疗(但仍需控制饮食)。

◎ 一般治疗

急性发作期应制动病变关节,低嘌呤饮食,严格戒酒;多饮水、使日尿量超过2000ml 以上增加尿酸的排泄;饮苏打水、使尿 pH 值在 6.2~6.8 以上,增加尿酸在尿液中的溶解度。停服抑制尿酸排泄的药(利尿剂、小剂量阿司匹林等)。非甾体消炎药、秋水仙碱、糖皮质激素为痛风性关节炎急性发作期的一线推荐用药。间歇期及慢性期的治疗要饮食控制,避免进食高嘌呤食物。服用降低血尿酸的药物。

◎ 无症状期高尿酸血症的治疗

一般认为不必药物治疗,但应适当进行生活方式的调整,以降低血尿酸水平。对经饮食控制血尿酸浓度仍超过 475µmol/L 或有明显家族史者,应考虑药物治疗。

◎ 急性痛风性关节炎的治疗

(1)秋水仙碱:对本病有特效,开始每小时 0.5mg 或每 2 小时 1mg,症状缓解或出现恶心、呕吐、腹泻等胃肠道不良反应时停用,最大剂量不超过 6mg。有肾功能不全者 24 小时内不宜超过 3mg。治疗过程中应注意白细胞降低和秃发反应。秋水仙碱在急性痛风发作 24 小时内即开始使用,主要是通过抑制炎症介质的产生而达到消炎止痛的作用。

(2)非甾体类抗炎药:如英太青、芬必得等。关节疼痛会在 12~24 小时内减轻。

(3)糖皮质激素:当应用非甾体类抗炎药有禁忌证时,可选用糖皮质激素。关节腔内注射糖皮质激素可使病变关节的疼痛迅速缓解。至关节肿痛缓解,然后迅速撤药。

(4)对于已服用别嘌醇患者,如果停用别嘌醇意味着有效的治疗被终止,血尿酸会升高。另外,当重新启用别嘌醇降尿酸治疗时会导致血尿酸的波动,可能诱发痛风的复发。因此,急性痛风性关节炎发作时别嘌醇不能停用。当然如果没有使用,在急性期是不建议加用的。

(5)康奈单抗:康奈单抗疼痛缓解率更高,复发率低,生活质量也得到改善。康奈单抗对于痛风急性发作的患者耐受性较好,不良反应相对比较轻微,用药方便。康奈单抗已被欧盟药监局批准用于对秋水仙碱、糖皮质激素、NSAIDs 不能耐受或无效的且反复发作的难治性痛风性关节炎。

◎ 间歇期及慢性期的治疗

对于尿酸产生过多、尿酸性结石、临床或影像学检查证实有痛风石、痛风反复发作(≥2次/年)、慢性持续性痛风、难治性痛风的患者均需进行降尿酸治疗。

饮食控制,避免进食高嘌呤食物。

服用降低血尿酸的药物,常用的有:

非布索坦:为最新一代抑制尿酸合成药物,该药是第一个非嘌呤类黄嘌呤氧化酶选择性抑制剂,其化学结构与别嘌呤醇不同。适用于对别嘌醇过敏、耐受性差以及不宜使用促尿酸排泄药物或难治性痛风的患者。除副作用明显低于别嘌醇外,其有效性以及心肾的额外保护作用使得非布索坦成为治疗痛风的一线用药。

丙磺舒:主要抑制肾小管对尿酸的再吸收而促进尿酸排出。服用时自小剂量开始。初用 0.25g/ 次,2 次 / 日,2 周内增至 0.5g/ 次,3 次 / 日,最大剂量每日不超过 2g。

磺吡酮:是保泰松的衍生物,抑制肾小管对尿酸的再吸收,排尿酸作用较丙磺舒强,开始剂量 50mg/ 次,3 次 / 日,渐增至 100mg/ 次,3 次 / 日,每日最大剂量为 600mg。

苯溴马龙(痛风利仙):为强有力的利尿酸药,目前为一线用药,一次 25mg,逐渐增至 100mg,毒性作用轻微。在排尿酸药物治疗过程中,须口服碳酸氢钠每日 3~6g,以碱化尿液,并多饮水,保持每日尿量在 2000ml 以上。

别嘌呤醇:是黄嘌呤氧化酶抑制剂,该酶是嘌呤代谢的最后一步,催化黄嘌呤生成尿酸。别嘌呤醇能减少痛风发作频率、降低严重程度,但仅作为预防和痛风缓解期用药,不在急性期使用。别嘌呤醇的应用指征是痛风反复急性发作和慢性痛风石形成。初用别嘌呤醇可引起痛风急性发作,此时并用秋水仙碱可预防诱发痛风。别嘌呤醇用药量应逐渐增加,有肾功能异常者,应视其肌酐清除率酌减用药量。少数患者会出现对别嘌呤醇不耐受,表现为皮疹、血液异常和胃肠道症状,若出现应停药。

32　痛风的饮食禁忌

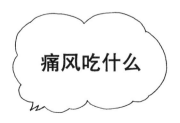

痛风吃什么

关于痛风的饮食禁忌,您肯定早有耳闻,如"痛风不能吃海鲜,不能喝啤酒""痛风不能吃豆制品""不能吃火锅,不能喝肉汤"等等,林林总总忌口颇多。其实,我们只要掌握基本原则即可:不喝酒,不吃动物内脏(例如肝、肾、脑、心、肠等)和肉类的汤,少吃海产品,并且喝充足的水,其他食品均可适当食用,但如果因某种食物过量摄入,确实曾引起过您的痛风发作,那么也应加以限制。下面,我们就来详细讲解一下与痛风有关的饮食禁忌:

(1)多吃低嘌呤食物,少吃或者不吃高嘌呤食物。尿酸为嘌呤代谢的最终产物,大量吸收嘌呤可使细胞外液尿酸水平迅速升高,常常是痛风性关节炎急性发作的诱因。避免高嘌呤食物,并根据病情调整膳食中的嘌呤含量。不宜长期采用严格限制嘌呤的膳食食谱,因为在限制嘌呤时,也限制了蛋白质,长时期将对全身营养带来不良的影响。在急性期,应食用基本不含嘌呤或含嘌呤很少的食物,以牛奶及其制品、蛋类、蔬菜、水果、细粮为主。在缓解期,还可选用含嘌呤中等量的食物,如粗粮、豆类及豆制品、肉类、菠菜、蘑菇等,但应适量。避免在一次进餐中食肉过多。无论在急性期或缓解期,均应避免含嘌呤高的食物,如动物内脏、沙丁鱼、牡蛎、蛤蜊、小虾、浓肉汁、火锅汤等。

(2)尽量不要喝酒,特别是啤酒、绍兴酒。酒精易使体内乳酸堆积,一旦血中酒精浓度高达200mg/dl,血中乳酸会随着乙醇的氧化过程而增加,令肾脏的尿酸排泄受阻,结果使血中尿酸增加。而啤酒、绍兴酒本身即含有大量嘌呤,可使血尿酸浓度增高。所以得了痛风尽量不要喝酒,尤其是啤酒,绍兴酒,尤其应当严禁。

(3)豆制品不是绝对禁忌。虽然干豆中含有比较多的嘌呤,但是嘌呤是名副其实的"落水狗",极易溶于水,干豆在做成豆腐、豆干等豆制品的过程中去掉"黄浆水"之后,嘌呤就减少了很大一部分,所以豆制品中的嘌呤含量跟一些蔬菜水果相当,比肉类要低。流行病学调查发现,植物蛋白以及某些嘌呤含量较高的蔬菜水果,并没有增加血液中尿酸的含量。所以痛风患者可以适当吃一些豆制品。

(4)自己吃肉,让别人喝汤去吧。很多地区的人喜欢熬肉汤,这对痛风患者可不是好习惯,肉汤、鸡汤、鱼汤、高汤和老汤嘌呤含量都很高,对于痛风病人都不利。我国有煲汤习惯的地区,往往也是痛风的高发地区。痛风病人要养成"吃肉弃汤"的习惯,肉可以适当吃一点,汤最好别喝,把"你吃肉,我喝汤",改为"我吃肉,你喝汤"。因嘌呤具有较高的亲水性,50%的嘌呤可溶于汤内,故烹制肉类或鱼类食物时,建议煮后弃汤再进行烹调。

(5)远酸近碱多饮水。酸性食物,尤其是乳酸,可干扰尿酸排泄,在体内形成过多嘌呤而加重病情,对痛风患者非常不利。碱性食物则有利于尿酸排泄。

大量地喝水,因为水能促进尿酸的排出。目前市场上供应的纯净水,其制取方法广泛应用反渗透法,pH 值一般为 6.0 左右,偏向弱酸性,所以痛风患者不宜饮用纯净水,最好饮用弱碱性水。

总结:痛风患者饮食控制原则采取"三低一高",即低嘌呤或无嘌呤饮食、低热量摄入、低盐饮食和大量饮水;或者是"三多三少一禁忌":多饮水,少喝汤;多吃碱性食物,少吃酸性食物;多吃蔬菜水果,少吃饭;忌酒。

第四部分

骨质疏松

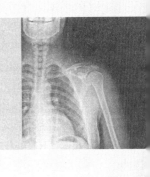

33 打个喷嚏也能骨折，没开玩笑吧

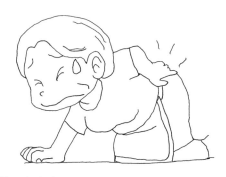

我曾接待过这样一个患者，那是一位70多岁老太太，人很精神，但表情痛苦。家属描述说，平日里老太太身体很好，每天还跳广场舞呢，结果早上起床后打了一个喷嚏，突然感到腰背部剧痛，不敢活动，家属不敢大意，赶紧送来医院看看。经过仔细查体后，我告诉患者家属：可能是腰椎骨折了，需要拍片证实，必要时进行核磁检查。家属闻言，眼睛睁得跟铜铃一样大，满脸的不信和不可思议："啥？打个喷嚏也能骨折？"我说："这只是根据我的经验推测，为保险起见，建议先拍片检查一下，如果没有当然最好，如果有骨折，根据情况再进行相应处理。这样也是对老太太负责嘛！"家属很不情愿地去拍了片，半小时后，拿着X线片回到诊室，表情和语气中已经带着佩服，因为X线片明确显示腰1椎体压缩骨折。但佩服归佩服，想不通还是想不通：打个喷嚏也能骨折？

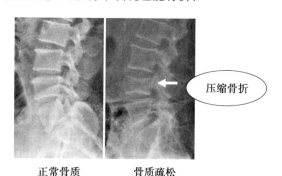

正常骨质　　　　　　　骨质疏松

◎ 认识骨质疏松骨折

其实，这就是骨质疏松性骨折，也称脆性骨折。在老年人，尤其是老年女性更为多见。这类骨折的特点是，一些轻微动作如弯腰、端水、咳嗽、打喷嚏、颠簸

等能不经意间就造成骨折。

一旦出现骨折，轻者可卧床休息，减少活动，如果较重，特别是疼痛严重者就有可能需要进行微创手术治疗，这就是椎体成形术。

椎体成形术是经皮通过椎弓根向骨折的椎体内注入骨水泥，以达到增加椎体强度和稳定性，防止塌陷，缓解疼痛，甚至部分恢复椎体高度为目的的一种微创脊椎外科技术。

因为骨质疏松性骨折患者，一般年龄较大，开放手术的风险大，医患双方均有顾虑，而椎体成形术则可有效避免开放手术有关的并发症，创伤小，恢复快，局麻下即可完成。这种手术目前在全世界范围内广泛开展。疼痛缓解率超过90%，出现严重并发症少，一般术后第二天就可以下床活动。良好的疗效和较高的安全性得到了广大医生和患者的认可。

◎ 骨水泥是和工地上的水泥一样吗

有时候，当我和患者家属谈话讲到要用骨水泥注入椎体并谈到费用时，家属眼睛又睁大了："啥？那么一点水泥要这么贵？我们工地上一袋子水泥才几十块钱！"我听后哭笑不得，只好耐心解释：这种骨水泥与工地上的水泥不一样。它的真名叫聚丙烯酸甲酯，因形态和凝固定后状态与水泥相似，才称之为骨水泥，并不是真正的水泥。

34 您了解骨质疏松吗

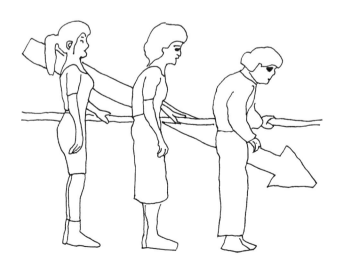

提到骨质疏松症,大概没有人会不知道。随着老龄化社会的来临,骨质疏松症已经成为世界范围的、越来越引起人们重视的健康问题。世卫组织将每年的10月20日定为世界骨质疏松日,将骨质疏松症与糖尿病、心血管疾病共同列为影响中老年人身体健康的三大杀手。骨质疏松已经成为近年来的"流行病",号称"寂静的杀手"。骨质疏松是一种常见老年衰老的病症,一般在50岁以上的人群发病率比较高,也是危害老年人的一大健康问题,骨质疏松已不是老年人的专利,近年来有年轻化的趋势,现在很多年轻人也会出现骨质疏松的症状。

◎ 什么是骨质疏松症

骨质疏松症(osteoporosis,OP)是最常见的骨骼疾病,是一种以骨量低,骨组织微结构损坏,导致骨脆性增加,易发生骨折为特征的全身性骨病。2001年美国国立卫生研究院(National Institutes of Health,NIH)将其定义为以骨强度下降和骨折风险增加为特征的骨骼疾病,提示骨量降低是骨质疏松性骨折的主要危险因素,但还存在其他危险因素。骨质疏松症多见于绝经后女性和老年男性。绝经后骨质疏松症一般发生在女性绝经后5~10年内;老年骨质疏松症一般指70岁以后发生的骨质疏松。继发性骨质疏松症指由任何影响骨代谢的疾病和(或)药物及其他明确病因导致的骨质疏松。

骨组织的成骨细胞负责"制造骨骼",而破骨细胞的任务则是破坏、吸收骨组织。成年人的骨骼就是在这样的"拆—建"过程(骨代谢)中维持着动态平衡。25~40岁时是骨骼成熟、骨量最多的时候,医学上称之为峰值骨量。而40岁以后,由于饮食结构不合理、缺少运动、疾病、不良的生活习惯、内分泌等因素,骨骼不断流失。峰值骨量越高,就相当于人体中的"骨矿银行"储备越多,到老年发生骨质疏松症的时间越推迟,程度也越轻。就好比是存钱和消费的关系,一方面,在我们的前半生要不断地通过存钱来使自己比较富有,那么,当我们的后半生需要用钱的时候,就会比较宽裕;另一方面,无论我们的前半生是否富有,我们的后半生还是需要想尽办法开源节流,去保住我们已经拥有的存款。

年龄超过40岁后,骨组织"建"的速度保持不变,但是"拆"的速度却加快了。随着年龄的增大,破坏吸收最终蛀空骨骼,犹如树木老朽,当木质干枯老化、木内结构中空时,轻微摇动的外界刺激就会使其自行产生裂缝或坠落于地。对于骨骼也是一样,骨质疏松了,咳嗽、打喷嚏,甚至刷牙、叠被子,都有可能造成胸腰椎骨折;若是不小心跌倒,屁股着地,髋部骨折也不是稀罕事;甚至提个重物或抱小孩,都有可能导致腕部骨折!

35 骨质疏松是怎么引起的

◎ 内分泌因素

女性病人由于雌激素缺乏造成骨质疏松,男性则为性功能减退所致睾酮水平下降引起的。绝经后 5 年内会有一突然显著的骨量丢失加速阶段,每年骨量丢失 2%~5% 是常见的,约 20%~30% 的绝经早期妇女骨量丢失 >3%/ 年,称为快速骨量丢失者,而 70%~80% 妇女骨量丢失 <3%/ 年,称为正常骨量丢失者,瘦型妇女较胖型妇女更容易出现骨质疏松症并易骨折,这是后者脂肪组织中雄激素转换为雌激素的结果。

◎ 遗传因素

骨质疏松症以白人,尤其是北欧人种多见,其次为亚洲人,而黑色人种少见。

◎ 营养因素

钙的缺乏导致甲状旁腺素分泌和骨吸收增加,低钙饮食者易发生骨质疏松,维生素 D 的缺乏导致骨基的矿化受损,可出现骨质软化症,长期蛋白质缺乏造成骨基质蛋白合成不足,导致新骨生成落后。如同时有钙缺乏,骨质疏松则加快出现,维生素 C 是骨基质羟脯氨酸合成中不可缺少的,能保持骨基质的正常生长和维持骨细胞产生足量的碱性磷酸酶,如缺乏维生素 C 则可使骨基质合成减少。

◎ 废用因素

活动减少,使肌肉强度减弱,机械刺激少,骨量减少。老年人患有脑卒中等疾病后长期卧床不活动,因废用因素导致骨量丢失,更容易出现骨质疏松。

◎ 药物

包括糖皮质激素、抗癫痫药物、芳香化酶抑制剂、促性腺激素释放激素类似物、抗病毒药物、噻唑烷二酮类药物、质子泵抑制剂和过量甲状腺激素等。

◎ 疾病

包括性腺功能减退症等多种内分泌系统疾病、风湿免疫性疾病、胃肠道疾病、血液系统疾病、神经肌肉疾病、慢性肾脏及心肺疾病等。

◎ 其他因素

生活方式不健康,包括体力活动少、吸烟、过量饮酒、过多饮用含咖啡因的饮料、营养失衡、高钠饮食、体质量过低等。

36 哪些人易得骨质疏松,您是骨质疏松高危人群吗

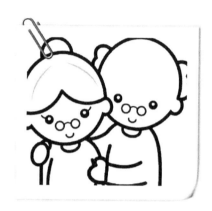

◎ 吸烟人群

目前已有多项研究表明,吸烟会降低骨质密度。成年期经常吸烟的人骨质疏松症发病率更高。戒烟会使骨密度在一定程度有所恢复。

◎ 女性月经紊乱或闭经早

雌激素水平偏低容易导致女性月经紊乱或提早闭经。而雌激素偏低会直接导致骨质流失。

◎ 近两年内发生过一次以上骨折或发生过异常严重的骨折

不少患者是在小臂、脚踝等处发生骨折时发现自己有骨质减少问题。建议发现或怀疑有骨质减少问题,应去医院接受双能 X 线吸收法测定骨密度,以便评估骨折风险。

◎ 出现饮食紊乱症,如厌食或暴食,或过度节食减肥

厌食症是骨质疏松症的一盏警示红灯。过度减肥容易降低激素水平,导致

月经紊乱,雌激素水平降低会直接影响到女性骨骼健康。专家建议厌食症或暴食症患者应及时治疗,恢复正常饮食习惯。另外还应确保经常饮用牛奶,补充钙镁维 D 补剂,以保证骨骼和牙齿健康。

◎ 长期服用某些药物

长期服用肾上腺皮质激素类药物会扰乱激素水平,导致骨骼中钙、维生素 D 等营养物质的流失。克罗恩病、狼疮或类风湿关节炎患者罹患骨质疏松症危险更大。女性患者尤其需要引起高度重视。甲状腺素和抗抑郁药也容易导致骨质流失。服用这些药物时,务必高度关注骨密度变化情况,必要时在医生的指导下服用双磷酸盐类增强骨密度药物。

◎ 天生瘦弱或骨架较小者

骨架较小的人罹患骨质疏松症的年龄会更早。人们在 30 岁左右骨质密度达到峰值,此后便开始下降。所以,30 多岁时最应注意增强骨骼健康,具体措施包括多吃奶制品等富钙食物,多进行跑步和跳跃等冲击力较大的运动。40 多岁时,继续保持饮食营养,增加钙镁和维生素 D,多做力量训练,有助于预防骨质流失。

总而言之,如果您存在这些情况,那可要小心了:年龄较大(尤其≥65 岁);40 岁以后曾跌倒骨折过;有家族骨质疏松性骨折史;早绝经(45 岁前停经);低体重;身高缩短 4cm 或年缩短 2cm;长期低钙摄入;嗜烟;酗酒;过度摄入咖啡因;长期卧床;易摔倒;类固醇激素应用超过 2 或 3 个月;患有性腺功能减退或类风湿性关节炎等。

37 如何准确了解自己的骨质呢

骨密度检测是一项快速、准确、安全、无痛苦的检测方法,对早期诊断骨质疏松症、预测骨折和评价治疗效果均有重要意义。被认为与测量血压发现高血压、预防脑血管意外同等重要,比测血脂水平发现高脂血症、预测心肌梗死更有价值。

目前国际上公认采用双能 X 线吸收仪(DXA)测量腰椎和髋部的骨密度是诊断骨质疏松症的金标准。DXA 测量的骨密度是目前通用的骨质疏松症诊断指标。对于绝经后女性、50 岁及以上男性,建议参照 WHO 推荐的诊断标准,基于 DXA 测量结果:骨密度值低于同性别、同种族健康成人的骨峰值 1 个标准差及以内属正常;降低 1~2.5 个标准差为骨量低下(或低骨量);降低等于和超过 2.5 个标准差为骨质疏松;骨密度降低程度符合骨质疏松诊断标准,同时伴有一处或多处脆性骨折为严重骨质疏松。骨密度通常用 T-值(T-Score)表示,T-值 =(实测值 – 同种族同性别正常青年人峰值骨密度)/ 同种族同性别正常青年人峰值骨密度的标准差。基于 DXA 测量的中轴骨(腰椎 1-4、股骨颈或全髋)骨密度或桡骨远端 1/3 骨密度对骨质疏松症的诊断标准是 T-值 ≤ –2.5。当然通过 X 线片或 CT 也能初步判断骨质疏松,但较为粗略。

38 骨质疏松的危害

骨质疏松性骨折是骨质疏松症的最严重后果,其中,髋部骨折也被俗称为人生中的"最后一次骨折"。由此可见,此种骨折并非人们所说的通常意义上的骨折,而是在患有骨质疏松性疾病的基础上出现的骨折,也可以理解为一种"病理性"骨折。既然我们认为这是一种"病理性"骨折,在治疗时就不能只看到骨折本身,必须兼顾改变其病理状态和对骨折本身的处理。即在患者仅为骨质疏松症阶段时,治疗的重点是抗骨质疏松、改善骨骼的"病理"状态及预防骨折的发生;一旦骨折发生,则必须两者兼而有之。

原发性骨质疏松症患者早期大部分并没有明显临床症状,后期可出现腰背或肢体疼痛,脊柱变形、身材变矮,少数患者可下肢抽搐等。但只有当出现骨质疏松性(脆性)骨折时,才能真正引起人们的重视,所以也被称为"静悄悄的流行病"。

骨折是骨质疏松症的直接后果,轻者影响机体功能,重则致残甚至致死。常见的骨折部位是腰背部、髋部和手臂。骨折常是部分骨质疏松症患者的首发症状和就诊原因。髋部骨折后第一年内由于各种并发症死亡率达到 20%~25%。存活者中 50% 以上会有不同程度的残疾。欧美国家报道 30% 的妇女和 12% 的男子在一生中会发生骨质疏松性骨折,所花的医疗费在英国和美国高达 14 亿美元和 150 亿美元。一个骨质疏松性髋部骨折的患者每年的直接经济负担是 32 776 元人民币。中国每年骨质疏松性髋部骨折的直接经济负担是 1080 亿元人民币。国际学者预言髋部骨折至 2050 年将超过 600 万,增加近 4 倍,其中 75% 和 50% 将分别在发展中国家和亚洲国家。我国既是发展中国家,又地处亚洲,人口基数最大,老龄人群增加速度最快,在我国已构成一个越来越严重的公众卫生问题。女性一生中骨质疏松性骨折的危险性明显高于乳腺癌、子宫内膜癌和卵巢癌的总和,男性则高于前列腺癌。这些冰冷而庞大的数字不只说明骨质疏松症患者的数量将持续升高,同时还提示骨质疏松性骨折患者数量将不断升高。骨质疏松性骨折不同于非骨质疏松性骨折,非骨质疏松性骨折好发于年轻人,其骨强度较高,身体状态好,手术安全性较高;而骨质疏松性骨折好发于老年人,骨强度差,体弱多病,骨修复能力弱,手术安全性较差。

39 面对骨质疏松,我们怎么办

对于骨质疏松的防治,宜早不宜迟,要从日常生活做起,应做到防治结合。

◎ 富含钙、适量蛋白和低钠的平衡膳食

钙是组成骨骼的主要成分,绝经后妇女和老年人对钙的吸收减少,且尿钙排出增多,因此,钙的需要量增加。有报告足量钙可预防骨量丢失和降低骨折的发生率。建议补充:①钙剂,推荐绝经后妇女和老年人每日摄入的钙量为1000mg,我国老年人每日从饮食中能摄取的钙约400mg,所以,每天应该补充元素钙为500~600mg。②维生素 D,由于老年人吸收困难、日照少,推荐剂量为400~800 单位,当用于治疗骨质疏松症或骨质疏松性骨折时,可 800~1000 单位。当补充活性维生素 D 时,要注意血、尿钙的监测。

补钙分为食补和药补。对于补钙较好的食物有:①蔬菜类,如小油菜、小白菜,芹菜等。②奶制品:牛奶是补钙的较好食品。③豆制品:研究表明500g 大豆就含 120mg 的钙,豆制品能有效地补钙,而且豆制品能补充大豆异黄酮类雌激素,在补钙的同时还能美容养颜。但对于已确诊为骨质疏松症的病人,这种治疗是不够的,骨质疏松症的病人应在补充钙剂时加用维生素 D 促进钙的吸收,同时还应加用抗骨质疏松药物等。

◎ 适度运动

俗话说,生命在于运动。运动疗法是非常简单实用的,人体的骨组织也是有生命的,运动使骨骼更强壮,不仅可增强肌力与肌耐力,改善平衡、协调性与步行能力,还可改善骨密度、维持骨结构,降低跌倒与脆性骨折风险等。运动可提高性激素水平,促进钙的吸收。运动疗法需遵循个体化、循序渐进、长期坚持的原则。治疗性运动包括有氧运动(如慢跑、游泳)、抗阻运动(如负重练习)、冲击性运动(如体操、跳绳)、振动运动(如全身振动训练)等。这样,骨质疏松症就不容易发生,当然,运动要量力而行,还要注意安全,尤其是老年人,不要因为运动造成意外伤害。

我们提倡规则的、适度的运动。我国传统健身方法太极拳等可增加髋部及腰椎骨密度,增强肌肉力量,改善韧带及肌肉、肌腱的柔韧性,提高本体感觉,加强平衡能力,降低跌倒风险。

运动时要注意少做躯干屈曲、旋转动作。骨质疏松性骨折早期应在保证骨折断端稳定性的前提下,加强骨折邻近关节被动运动(如关节屈伸等)及骨折周围肌肉的等长收缩训练等,以预防肺部感染、关节挛缩、肌肉萎缩及失用性骨质疏松;后期应以主动运动、渐进性抗阻运动及平衡协调与核心肌力训练为主。

◎ 纠正不良的生活习惯

嗜烟、酗酒、过量摄入咖啡因和高磷饮料会增加骨质疏松的发病危险,当然这些不良习惯还会引起其他疾病。

◎ 增加日光照射

中国人饮食中所含维生素 D 非常有限,大量的维生素 D_3 依赖皮肤接受阳光紫外线的照射后合成。经常接受阳光照射会对维生素 D 的生成及钙质吸收起到非常关键的作用。正常人平均每天至少 20 分钟日照。

现代女性出门必带防晒霜、遮阳伞、墨镜,而且是超大号墨镜,恨不得把整个脸遮住。其实这些会使女性患骨质疏松的几率加大。平时,大家的户外光照时间本就普遍不足,出门又要涂上厚厚的防晒霜或者打遮阳伞,再戴上大大的墨镜,基本没机会接触紫外线,这样会影响体内维生素 D 的合成。其实,适度晒晒更有益于健康。

◎ 防止跌倒

老年人发生骨折,跌倒常为其直接的诱因,应积极预防。当发生骨折时应酌情外科处理。随着我国迈入老龄社会,老年人群急剧增多,疾病谱发生了明显改变,骨质疏松威胁着绝经后妇女和老年人的健康,应引起全社会的重视,早防早治,贵在重视,重在坚持。

◎ 抗骨质疏松症药物

有效的抗骨质疏松症药物可以增加骨密度,改善骨质量,显著降低骨折的发生风险。主要包括经骨密度检查确诊为骨质疏松症的患者;已经发生过椎体和髋部等部位脆性骨折者;骨量减少但具有高骨折风险的患者。抗骨质疏松症药物按作用机制可分为骨吸收抑制剂、骨形成促进剂、其他机制类药物及传统中药。通常首选使用具有较广抗骨折谱的药物(如阿仑膦酸钠、唑来膦酸、利塞膦酸钠和迪诺塞麦等)。对低度、中度骨折风险者(如年轻的绝经后妇女,骨密度水平较低但无骨史)首选口服药物治疗。对口服不能耐受、禁忌、依从性欠佳及高骨折风险者(如多发椎体骨折或髋部骨折的老年患者、骨密度极低的患者)可考虑使用注射制剂(如唑来膦酸、特立帕肽或迪诺塞麦等)。如仅椎体骨折高风险,而髋部和非椎体骨折风险不高的患者,可考虑选用雌激素或选择性雌激素受体调节剂。新发骨折伴疼痛的患者可考虑短期使用降钙素。治疗骨质疏松症时,应用活性维生素 D 总体是安全的。长期使用时,应在医师指导下使用,不宜同时补充较大剂量的钙剂,并建议定期监测患者血钙和尿钙水平。在治疗骨质疏松症时,可与其他抗骨质疏松药物联合应用。

40 骨质疏松防治常见误区

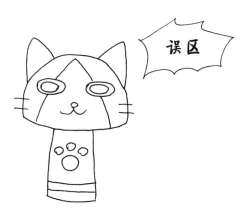

日常生活中,人们对于骨质疏松的防治仍存在一些误区。

◎ 多喝骨头汤能防止骨质疏松

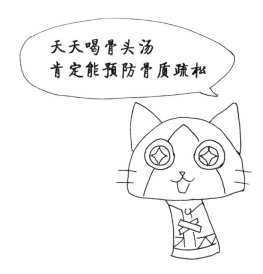

老百姓推崇骨头汤,我推测这可能是源于"缺啥补啥,吃啥补啥"的理论——肾不好就吃动物肾脏,肝不好就吃肝脏,骨质疏松是骨头不好,那就喝骨头汤吧。其实,一碗牛奶中的钙含量,远远高于一碗骨头汤。对老人而言,骨头汤里溶解了大量骨内的脂肪,不仅油腻,而且经常食用还可能引起其他健康问题。要注意饮食的多样化,均衡饮食,健康饮食,养成良好的生活习惯。

◎ 骨质疏松就是缺钙,自己买点钙片就行了

骨质疏松症是骨代谢的异常(随着年龄的增加,成骨能力减弱,人体内破骨细胞影响大于成骨细胞,骨吸收的速度超过骨形成速度)造成的。当然也包括钙的吸收变差。如果单纯补钙,而不能有效吸收,是起不到治疗作用的。患者应到正规医院进行诊断和治疗,想办法促进钙的吸收,抑制骨破坏,促进骨形成,而不是单纯补钙。

◎ 骨质疏松症是老年人特有现象,与年轻人无关

骨质疏松症并非是老年人的"专利",如果年轻时期忽视运动,常常挑食或节食,饮食结构不均衡,导致饮食中钙的摄入少,体瘦,又不拒绝不良嗜好,就达不到理想的骨骼峰值量和质量,就会使骨质疏松症有机会侵犯年轻人,尤其是年轻的女性。因此,骨质疏松症的预防要及早开始,在年轻时期获得理想的骨峰值。

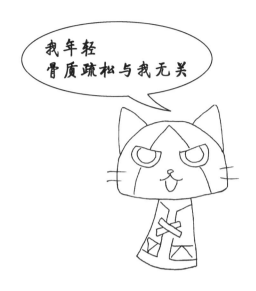

◎ 骨质疏松要少活动,以减少骨折发生

现大家都知道骨质疏松容易骨折,所以会经常告诉家里老人:少活动一点,慢点,别骨折啦。还有些老人由于疼痛,根本不敢活动,也不想活动。殊不知,缺乏运动会加速骨量丢失,加重骨质疏松,形成恶性循环。就像肩周炎一样,越不活动,关节越僵硬。体育锻炼对于防止骨质疏松具有积极作用。通过运动,还能增加肌肉力量和协调性,减少跌倒可能性。当然,运动时一定要注意安全。

◎ 治疗一段时间骨质疏松没有明显改善,认为治疗无效,放弃治疗

骨质疏松到一定程度后很难纠正,要在影像学出现改变需要漫长的时间,只要病情不继续加重,就表示治疗有效,应继续坚持治疗。

41　骨质疏松治疗的药物选择

前几章,我们讲了很多骨质疏松的相关知识,包括骨质疏松的危害、骨密度的检测、骨质疏松的防治误区等,那么大家一定想知道,得了骨质疏松得治啊,可到底该如何用药呢?

骨质疏松治疗原则是:缓解骨痛,改善功能,提高骨量,预防骨折。治疗强调有目的、有计划、有监测。

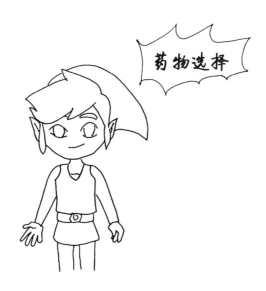

药物选择

◎ 治疗骨质疏松症药物按其作用主要分为三类

（1）骨吸收抑制剂

激素替代疗法：适用于围绝经期和绝经后女性，特别是有绝经相关症状（如潮热、出汗等）、泌尿生殖道萎缩症状，以及希望预防绝经后骨质疏松症的妇女。激素补充疗法能减少骨丢失，降低骨质疏松性椎体、非椎体及髋部骨折的风险，是防治绝经后骨质疏松症的有效措施。常见药物有：尼尔雌醇、雌二醇、雌三醇、利维爱（替勃龙）等。

雌激素受体调节剂：雌激素受体调节剂不是雌激素，而是与雌激素受体结合后，在不同靶组织导致受体空间构象发生不同改变，从而在不同组织发挥类似或拮抗雌激素的不同生物效应。在骨骼与雌激素受体结合，发挥类雌激素的作用，抑制骨吸收，增加骨密度，降低椎体骨折发生的风险；而在乳腺和子宫则发挥拮抗雌激素的作用，因而不刺激乳腺和子宫，不引起子宫内膜和乳腺细胞增生，不增加致癌危险。常见药物有雷洛昔芬。

二磷酸盐：是 20 世纪 80 年代开始应用于临床的新型骨吸收抑制剂，是焦磷酸盐的稳定类似物。是目前临床上应用最为广泛的抗骨质疏松症药物。双膦酸盐与骨骼羟磷灰石的亲和力高，能够特异性结合到骨重建活跃的骨表面，抑制破骨细胞功能，从而抑制骨吸收。男女均可使用。第三代有阿仑膦酸钠、利塞膦酸钠、依本膦酸钠等。口服双膦酸盐后少数患者可能发生轻度胃肠道反应，包括上腹疼痛、反酸等症状。因此，除了严格按说明书提示的方法服用外，有活动性胃及十二指肠溃疡、反流性食管炎者、功能性食管活动障碍者慎用。若存在肠吸收不良,可能影响双膦酸盐的吸收。用药后,还有一部分人会出现一过性"流感样"症状包括发热、骨痛和肌痛等,多在用药 3 天内明显缓解,症状明显者可用非甾体抗炎药或其他解热镇痛药对症治疗。

降钙素:降钙素是一种钙调节激素,能抑制破骨细胞的生物活性、减少破骨细胞数量,减少骨量丢失从而增加骨量。增加骨质疏松症患者腰椎和髋部骨密度,降低椎体及非椎体(不包括髋部)骨折的风险。降钙素类药物的另一突出特点是能明显缓解骨痛,对骨质疏松症及其骨折引起的骨痛有效。是治疗伴有骨痛、高钙血症骨质疏松的首选药物。目前常用鲑鱼降钙素、鳗鱼降钙、密钙息和益钙宁等。降钙素总体安全性良好,少数患者使用后出现面部潮红、恶心等不良反应,偶有过敏现象,可按照药品说明书的要求,确定是否做过敏试验。降钙素类制剂应用疗程要视病情及患者的其他条件而定。

(2)骨形成促进剂

甲状旁腺素:它是体内钙平衡的主要调节者,对骨骼有合成作用,增加成骨细胞数量,促进骨形成,并显著减少松质骨的丢失及骨小梁厚度的减少。目前已有重组甲状旁腺激素上市(商品名为特立帕肽)。特立帕肽治疗时间不宜超过 24 个月,停药后应序贯使用抗骨吸收药物治疗,以维持或增加骨密度,持续降低骨折风险。

氟制剂:氟化物是一种强有力的骨形成刺激剂。常见药物有氟化钠、单氟磷酸钙(特乐宝)。

(3)骨矿化药品。

钙剂:充足的钙摄入对获得理想骨峰值、减缓骨丢失、改善骨矿化和维护骨骼健康有益。2013 版中国居民膳食营养素参考摄入量建议,成人每日钙推荐摄入量为 800mg(元素钙),50 岁及以上人群每日钙推荐摄入量为 1000~1200mg。尽可能通过饮食摄入充足的钙,饮食中钙摄入不足时,可给予钙剂补充。常见药物有碳酸钙、氯化钙、葡萄糖酸钙、乳酸钙、枸橼酸钙、氨基酸螯合钙、盖天力、龙牡壮骨冲剂、钙尔奇D、凯思立D和乐力胶囊等。其中碳酸钙含钙量高,吸收率高,易溶于胃酸,常见不良反应为上腹不适和便秘等。枸橼酸钙含钙量较低,但水溶性较好,胃肠道不良反应小,且枸橼酸有可能减少肾结石的发生,适用于胃酸缺乏和有肾结石风险的患者。高钙血症和高钙尿症时应避免使用钙剂。补充钙剂需适量,超大剂量补充钙剂可能增加肾结石和心血管疾病的风险。在骨质疏松症的防治中,钙剂应与其他药物联合使用,目前尚无充分证据表明单纯补钙可以替代其他抗骨质疏松药物治疗。

维生素 D 及其衍生物:充足的维生素 D 可增加肠钙吸收、促进骨骼矿化、保持肌力、改善平衡能力和降低跌倒风险。同时补充钙剂和维生素 D 可降低骨质疏松性骨折风险。维生素 D 不足还会影响其他抗骨质疏松药物的疗效。常见药物有阿法 D_3、活性维生素 D_3、阿法骨化醇、骨化三醇等。维生素 D 用于骨质疏松症防治时,剂量可为 800~1200 单位 / 天,同时应注意个体差异和安全性,定期监测血钙和尿钙浓度。不建议 1 年单次较大剂量普通维生素 D 的补充。

除了服药治疗外,我们还常常采用中医中药手段来治疗骨质疏松。中医学文献中无骨质疏松之名,按骨质疏松症主要临床表现,中医学中相近的病症有:骨痿,见于没有明显的临床表现或仅感觉腰背酸软无力的骨质疏松患者("腰背不举,骨枯而髓减");骨痹,症见"腰背疼痛,全身骨痛,身重、四肢沉重难举"。根据中医药"肾主骨""脾主肌肉"及"气血不通则痛"的理论,治疗骨质疏松症以补肾益精、健脾益气、活血祛瘀为基本治法。中药治疗骨质疏松症多以改善症状为主,经临床证明有效的中成药可按病情选用。可能改善本病证候,且药物有效成分较明确的中成药主要包括骨碎补总黄酮、淫羊藿苷和人工虎骨粉。此外,中药古方青娥丸、六味地黄丸、左归丸、右归丸及 CFDA 批准具有改善骨质疏松证候的中成药临床上均可根据中医辨证施治的原则运用。根据 2015 年 12 月 CFDA 发布的《中药新药治疗原发性骨质疏松症临床研究技术指导原则》,中药可以与钙剂和维生素 D 联用。

当然,一些骨生长因子制剂也可用于治疗骨质疏松症。治疗骨质疏松症不仅需要用骨吸收抑制剂,防止骨量继续降低,而且需同时使用刺激骨形成的药物以增加骨量,可采用联合用药。

42 骨质疏松防治的 11 点提示

(1)骨质疏松症是可防可治的慢性病。

(2)人的各个年龄阶段都应注重骨质疏松的预防,婴幼儿和年轻人的生活方式都与成年后骨质疏松的发生有密切联系。

(3)富含钙、低盐和适量蛋白质的均衡饮食对预防骨质疏松有益。

(4)无论男性或女性,吸烟都会增加骨折的风险。

(5)不过量饮酒。每日饮酒量应控制在标准啤酒 570ml、白酒 60ml、葡萄酒 240ml 或开胃酒 120ml 之内。

(6)步行或跑步等能够起到提高骨强度的作用。

(7)平均每天至少 20 分钟日照。充足的光照会对维生素 D 的生成及钙质吸收起到非常关键的作用。

(8)负重运动可以让身体获得及保持最大的骨强度。

（9）预防跌倒。老年人 90% 以上的骨折由跌倒引起。

（10）高危人群应当尽早到正规医院进行骨质疏松检测，早诊断。

（11）相对不治疗而言，骨质疏松症任何阶段开始治疗都不晚，但早诊断和早治疗会大大受益。

通过这一系列骨质疏松症的讲解，希望对您及您身边的人有所帮助，提高对骨质疏松的认识，尽量防治。

第五部分

颈椎与腰椎

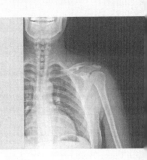

43 脖子活动时响是怎么回事

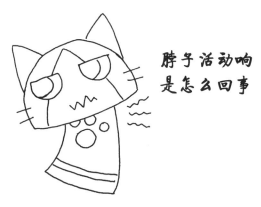

在日常门诊中经常有患者咨询:"医生啊,我最近只要一活动脖子就听到'咯吱咯吱'的响声,不会是错位了吧? 问题大吗?"我们平时看电视的时候也经常看到这样的情节,某个"打手"或"黑社会人员",在向别人示威时故意转动脖子发出明显的"咯嘣咯嘣"声音。很多人对此不解,还以为是关节错位了呢。其实这种声音属于"弹响"的一种。

颈部有很多关节,活动时,关节面之间、滑膜与关节面之间、肌腱和关节囊之间都有可能因摩擦而发出声音。在大部分人身上,这种声响不明显,而在有些人身上则听起来比较清楚。

◎ 为什么会出现弹响呢

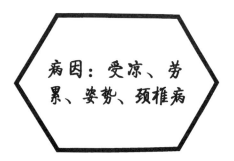

人的颈部有很多肌肉和关节,这些肌肉和关节使得颈椎有前屈、后伸、侧屈和旋转功能更加灵活。其活动度分别为,前屈可达45°,后伸可达75°,左右侧屈共为67°,左右旋转向共计144°。人是直立行走动物,颈部肌肉的力量与爬行动物相比有明显退化,强度明显下降,因此如果长期(经年累月)保持某个姿势太长时间,平时颈部肌肉又缺乏运动锻炼,就会出现肌肉力量不均衡,肌肉慢性劳损,还可能会导致关节软骨退变,关节液减少,关节面粗糙,肌腱也可能出现慢性无菌性炎症等情况。这时候两侧关节活动不对称,关节面摩擦增加,就会出现弹响,通俗来讲就是:关节面、肌腱、韧带、关节囊、肌肉等之间摩擦发出的声音。特别是那些久坐或长时间伏案工作的人(如教师、编辑、秘书、电脑录入员),关节间产生的润滑液少,加大了关节摩擦的损耗,更容易听到弹响了。有人把它比作一扇门长时间不动(长时间保持一个姿势),再开就会咯吱咯吱响,倒也有一定的道理。

◎ 如果已经出现了上述的症状该怎么办呢

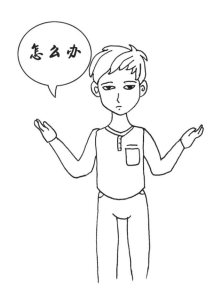

一般来说,只有弹响,外表不红不肿,也不感到疼痛,不伴活动障碍者属于生理性弹响,不需要特别处理,也不必为此过于紧张不安。

当然如果伴随头痛、头晕,颈肩部疼痛、上肢麻木等症状时请尽快到医院就诊,因为此时可能出现了颈椎病或其他问题,不能掉以轻心。弹响的出现恰恰在提醒人们要多加锻炼。一旦出现弹响,最好在生活中要注意保养,颈椎不要着凉,(颈部)不要过度疲劳,必须伏案或坐位工作时,注意纠正坐姿,最好每隔一段时间就活动一下颈椎,比如手背屈后,颈椎往后仰,同时肩背也往后一起拉伸,之后颈椎再往左右转动,动作一定要轻柔以免损伤,这样可以有效缓解颈部疲劳,又能锻炼颈部肌肉。

是不是经常活动颈椎,关节间产生了较多的"润滑液",就可以不出现弹响呢? 是不是每天不停地前屈,后伸,侧屈和旋转颈椎就不会出现上述的症状呢?

不是这样的。我们不能"捡了芝麻丢了西瓜"。颈椎是躯干活动度较大的部位,同时也是最容易发生运动性损伤及产生退变的脊柱节段。如果过度使用也会造成一些不可逆的损伤,比如早期的小关节软骨面的代谢紊乱,软骨面变薄、缺损、关节松弛等,以至于最后出现小关节间隙变窄,软骨面完全破坏,部分发生融合甚至骨化,以造成颈椎椎管的狭窄,而出现相应的症状。有些甚至需要手术治疗。

可见对于关节的保护要"动""静"结合。相辅相成、缺一不可!

44 您了解颈椎病吗

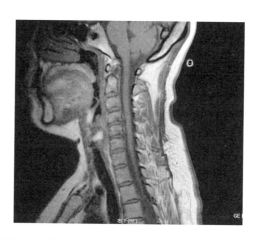

近些年来,颈椎病已成一种发病率激增的城市病。对于上班族由于长期伏案工作、长时间玩看电脑已经快成为职业病的一种了,再加上近年来电子产品的兴起,尤其是智能手机和平板电脑的出现,很多人成了"低头族",平时留意一下我们周围,您会发现无论是乘电梯、走路还是吃饭,都有不少人在低头摆弄手机,这样的行为习惯使得很多年轻人很早就出现了颈部疼痛不适。

◎ 为什么长时间低头会出现颈椎病

首先,脊柱是人体的支柱,它承受着挤压、牵张、剪切、弯曲和旋转等复合应力。而脊柱周围的肌肉及韧带则起到维持脊柱小关节稳定的功能。其中颈椎和腰椎生理曲度是往前突的,而胸椎和尾椎是往后突的。长期低头玩手机颈部

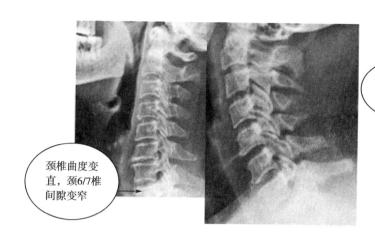

颈椎曲度
正常

颈椎曲度变
直，颈6/7椎
间隙变窄

生理曲度出现"曲度变直"，更厉害的会出现"反弓"。长期低头会使颈部肌肉处于牵拉状态，时间长的话会引起颈项部肌肉的紧张，从而缺乏弹性，缺乏肌肉保护的颈椎会出现脊柱椎间盘退变伴随而来的则是脊柱小关节的退变、不稳。两者的关系互为因果，具有密切的相关性！严重的会使颈神经、椎动脉甚至脊髓受到压迫或刺痛，引起颈项部酸痛、手麻、恶心、双下肢走路犹如"踩棉花"。如果颈椎长期处于一个单一的姿势，不管是特别低头、稍微低头还是直视，使某一特定肌群受到牵拉，就会使肌肉出现劳损、功能失调，引起颈椎病的一系列临床症状。

◎ 造成颈椎病的原因有哪些呢

（1）生理结构：一般分为三个方面，首先是椎体的退变。其次是椎间盘的退变；最后是小关节及椎间软组织退变。

（2）年龄因素：人就像一台机器，随着年龄的增长，人体各部件的磨损也日益增加。颈椎也是一样，会产生各种退行性变化。有资料表明，50岁左右的人群中大约有25%的人患过或正患颈椎病，60岁左右则达50%，70岁左右则颈椎病发病率接近为100%。现代医学研究也证实，人在20岁左右时颈椎的老化与退变就开始了，会逐渐发生椎间盘变性、脱水、血肿及微血管的撕裂、骨刺、关节及韧带的退行性病变及椎管狭窄。

（3）慢性劳损：颈椎是最灵活、活动频率最高的椎体，在承受各种负荷、劳损后，会逐渐出现退行性变化。当然，不同的职业对颈椎的劳损程度也有影响，长期从事低头工作或头颈固定某一姿势工作者，患颈椎病的比例较高，如会计、绘图员、外科医生、电脑操作者、雕刻工人、刺绣工人、文秘工作者、职业作家等，往往每日连续低头屈颈工作数小时，甚至10多个小时，迫使颈部长时间处于疲劳状态,易加速颈椎间盘退变和颈部软组织劳损。

（4）慢性咽炎:有资料表明,当咽喉及颈部有急性、慢性感染时,易诱发颈椎病或使颈椎病症状加重。这是由于咽部的炎性改变可直接刺激邻近肌肉、韧带,通过丰富的淋巴系统使炎症在局部扩散,以致造成该处肌张力低下、韧带松弛和椎关节内外失衡,破坏了椎体间的稳定性。

（5）发育性颈椎椎管狭窄:近年来已明确颈椎管内径,尤其是矢状径,不仅对颈椎病的发生与发展,而且与颈椎病的诊断、治疗、手术方法选择以及预后判定均有着十分密切的关系。有些人颈椎退变严重,骨赘增生明显,但并不发病,其主要原因是颈椎管矢状径较宽,椎管内有较大的代偿间隙。而有些患者颈椎退变并不十分严重,但症状出现早而且比较严重,是因为他们的颈椎管有狭窄。

（6）畸形:先天性畸形,如颈椎横突肥大、颈肋、齿状突发育不良或缺如、自发性椎体融合等,会使患者相邻的椎体产生应力改变,加速了颈椎退行性改变,从而导致颈椎病。

（7）其他因素:吸烟对颈椎病患者非常有害,也是造成颈椎病的致病因素之一。烟中的尼古丁等有害物质可导致毛细血管的痉挛,造成颈椎椎体血液供应降低,使椎间盘与上下椎体连接的软骨板钙化,椎间盘的有氧供应下降,废物增多,椎间盘中的酸碱度下降,最终使椎间盘代谢改变,发生退变,引起颈椎间盘突出。

◎ 颈椎病分哪几型呢

颈椎病主要分为颈型、神经根型、脊髓型、交感神经、食管压迫性、椎动脉型以及混合性颈椎病。

（1）颈型颈椎病是最轻的一种类型,也是年轻人最常见的一种类型。

主要表现有:部酸胀疼痛,活动受限,按摩之后症状好转,早晨症状加重,寒冷、潮湿、过度劳累等因素刺激后病情突然加剧。颈部活动受限,肌肉僵硬,活动出现"嘎嘎"声。颈部有明显压痛点。

肩部酸胀疼痛、发沉,活动或者按摩之后症状好转,颈部有压痛点,疼痛剧烈,难忍,劳累、姿势不当以及久坐之后症状加剧。

背部肌肉发紧、僵硬、发麻,在适当活动或者按摩之后症状有所缓解,用手按压背部有压痛点,疼痛点明显,寒冷、潮湿、过度劳累刺激后加重背部不适症状。

头部明显不适,在劳累或者过度用脑之后感觉头部发紧、发麻,休息或者按摩之后症状缓解。

（2）神经根型颈椎病(临床上手术治疗最多一种)

具有较典型的根性症状(一侧上肢前臂、上臂或手指麻木、疼痛),且范围与神经所支配的区域相一致。症状较为严重的患者还可能出现,患侧肢体肌肉萎缩,手部的肌肉萎缩最为明显。如果出现了上述症状,一定要去正规的医院就诊,正规治疗。切勿行推拿等强力治疗!

（3）脊髓型颈椎病

以中年人为多见,临床上出现颈脊髓损害的表现:一般会先表现出下肢的症状,如走路不稳、双下肢无力、走路有"踩棉花"感。随后则会出现上肢症,一部分患者甚至会出现躯干肢体皮肤感觉减退。"胸腹部发紧"在临床上称为"束带感",感觉就像有人在你的胸腹处勒了一条皮带。

（4）椎动脉型颈椎病

眩晕,是椎动脉型颈椎病最大的特点,如突然转头可以一下失去意识摔倒（猝倒）,常伴有颈性眩晕。头痛,主要的疼痛部位一般为顶部（头顶处）、顶枕部（发旋处）、也有时候可以放射至两侧颞部（太阳穴处）、同时可能会伴有恶心、呕吐等症状。除以上的一些症状以外,还可能出现视力障碍、感觉障碍等相关表现。如果出现以上症状,需赶紧就诊于正规医院。

（5）交感神经型颈椎病

颈椎病累及交感神经时可出现头晕、头痛、视力模糊、两眼发胀、发干、耳鸣、心动过速、心慌、胸部紧张感,有的甚至出现胃肠胀气等症状。

◎ 颈椎病如何治疗

（1）药物治疗。可选择性应用止痛剂、镇静剂、维生素（如维生素 B_1、维生素 B_{12}）,对症状的缓解有一定的效果。也可以选择一些安全的肌肉松弛药物,来缓解颈部肌肉的紧张。

（2）运动疗法。各型颈椎病症状基本缓解或呈慢性状态时,可开始医疗体操以促进症状的进一步消除及巩固疗效。症状急性发作期宜适当休息,不宜增加运动刺激。有较明显或进行性脊髓受压症状时禁忌运动,特别是颈椎后仰运动应禁忌。椎动脉型颈椎病时颈部旋转运动宜轻柔缓慢,幅度要适当控制。

（3）牵引治疗。"牵引"在过去是治疗颈椎病的首选方法之一,但近年来发现,许多颈椎病患者在使用"牵引"之后,特别是那种长时间使用"牵引"的患者,颈椎病不但没有减轻,反而加重了。牵引不但不能促进颈椎生理曲度的恢复,相反牵引拉直了颈椎,弱化颈椎生理曲度,故颈椎病特别是脊髓型颈椎病应慎用牵引疗法。

（4）手法按摩推拿疗法。按摩能缓解颈肩肌群的紧张及痉挛,恢复颈椎活动,但仅仅适用于颈型颈椎病,仍需要一边治疗一边观察,其余类型的颈椎病一般禁止重力按摩和复位,否则极易加重症状,甚至可导致截瘫,一旦确诊即使早期症状不明显,一般也推荐手术治疗。

(5)理疗。在颈椎病的治疗中,理疗可起到多种作用。一般认为,急性期可行离子透入、超声波,紫外线或间动电流等;疼痛减轻后用超声波、碘离子透入,感应电或其他热疗。消除一些软组织的无菌性炎症以及水肿。也可以延缓小关节囊的钙化或骨化的过程。

(6)温热敷。此种治疗可改善血循环,缓解肌肉痉挛,消除肿胀以减轻症状,有助于手法治疗后使患椎稳定。本法可用热毛巾和热水袋局部外敷,急性期患者疼痛症状较重时不宜作温热敷治疗。

(7)手术治疗。严重有神经根或脊髓压迫者,必要时可手术治疗。

45 颈椎病保健与预防

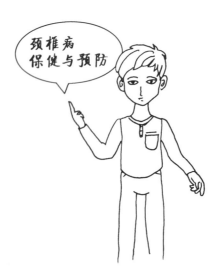

对于任何疾病的管理,都应该是预防第一,颈椎病也不例外。良好的保健可以减少或延缓颈椎病的发生,而适度的功能锻炼则可以减轻颈椎病的症状。

◎ 几种减轻颈椎病症状的锻炼

(1)加强颈肩部肌肉的锻炼:在工间或业余时间,做头及双上肢的前屈、后伸及旋转运动,既可缓解疲劳,又能使肌肉发达,韧度增强,从而有利于颈段脊柱的稳定性,增强颈肩顺应颈部突然变化的能力。

（2）高枕不一定无忧：避免高枕睡眠的不良习惯，高枕可使颈部肌肉持续处于紧张状态，当然也会增加椎间盘的压力，还有加速颈椎退变的可能。不用枕头也不好，这样使头颈部处于仰伸状态，从而使后方的黄韧带很容易陷入椎管内，并压迫与刺激脊髓神经组织。选择枕头就应该"高不成低不就，合适才好"，枕头不宜放在头顶部，以放置在枕颈部后方为宜，这样可以维持头颈部的生理曲线。枕头的合适高度是，侧睡时枕头与肩同高，仰睡时颈下要充满枕头。一个良好的睡眠体位，既可以维持整个脊柱的生理曲度，又可以是全身的肌肉得到休息，可以调整小关节的生理曲度。如果长期保持不良的睡眠姿势，人体的肌肉就像一直上紧的发条一样，发条上得太紧容易断，肌肉长期紧张也会造成不可逆的损伤！

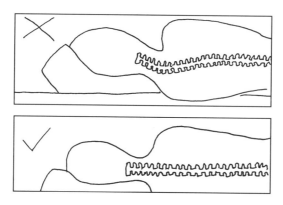

（3）注意颈肩部保暖，避免过度疲劳。

（4）及早治疗颈肩、背软组织劳损，防止其发展为颈椎病。

（5）长期伏案工作者，应定时改变头颈部体位，按时做颈肩部肌肉的锻炼。每隔 1~2 小时，活动颈部，如仰头或将头枕靠在椅背上或转动头部。

（6）注意端正头、颈、肩、背的姿势，尽量要保持脊柱的正直。座椅高度要适中，以端坐时双脚刚能触及地面为宜。避免长时间半躺在床头（葛优躺），曲颈斜枕看电视、看书以及使用智能手机等。

◎ 颈部功能锻炼方法

（1）旋肩舒颈，项臂争力：两手交叉，屈肘上举，用手掌抱颈项部，用力向前，同时头颈尽量用力向后伸，使两力相对抗，随着一呼一吸有节奏地进行锻炼。

（2）仰首观天，前后点头：双手叉腰，先低头看地，闭口使下颌尽量紧贴前胸，停留片刻，然后头颈仰起，两眼看天，仍停留片刻，反复进行。

（3）回头望月，摇头晃脑：头部转向一侧，头顶偏向另外一侧，双眼极力向后上方观望,如回头望月状,坚持片刻,进行对侧锻炼。

（4）保健"米字操"：身体直立,双手自然下垂,挺胸、抬头,目视前方,颈部向左侧屈,吸气,复原时呼气,再向右侧屈。颈前屈,下颌贴胸。颈后伸到最大限度。头向左斜上方摆动至最大限度,再向右斜上方摆动至最大限度,配合呼吸。向左斜下方摆头至最大范围,再向右斜下方摆动至最大范围。整个过程就像头部在写出一个"米"字的感觉。也有人写"凤"字、"凤"字,总之就是使颈椎实现各个方向活动。

（5）提揉两耳；用手提拉双耳,然后搓揉,待耳发热为止。每日可自行施术一次。手法由轻渐重,以能忍耐为度。一般 1~2 月才可见效。

（6）抓空练指；两臂平伸,双手五指作屈伸运动,可作五十次。

（7）必要时在专业人士指导下器械辅助治疗。

（8）精神支持,颈椎病往往会给病人的正常生活带来很大影响,病程较长,患者往往会产生悲观心理和急躁情绪。所以,家人的鼓励和精神支持在此疾病的治疗中占很重要的地位。

46 关于腰痛的几个小知识

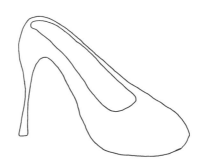

◎ 腰痛患者能穿高跟鞋吗

日常生活中,很多人喜欢穿高跟鞋,特别是年轻女性。穿上高跟鞋后,鞋跟的高度使身体重心相应提高,为了稳定由身体重心改变而失去的原有平衡,身体的肌肉张力,特别是腰背肌肉张力会重新调整,创造新的平衡状态。人穿上高跟鞋后,因骨盆的前倾增强,重力线通过骨盆后方,使腰部为支撑体重而增加负担,随之后伸增强,长期持续,会因腰背肌过度收缩而出现腰痛。鞋跟高度每增加1cm,腰椎的后伸及腰背肌的收缩就会成倍增加,腰痛的机会就会越来越大。由此可见,腰痛患者穿高跟鞋是不合适的,为了防止腰痛,一般人也最好不要长时间穿高跟鞋。那么腰痛患者是不是穿平底鞋才好呢? 其实,平底鞋也不见得绝对有利,选择鞋跟高度为 3cm 左右较为适宜。所以,有腰痛的病人不妨换一双合适的鞋,也许会使腰痛有所缓解。

◎ "退着走"能治疗慢性腰痛吗

"退着走"就是连续地向后退着走路,在晨起锻炼的人群中,我们经常会看到有些人在"退着走"。慢性腰痛很多是因为腰部肌肉力量、韧带强度不够,腰椎稳定性差引起的。"退着走"的锻炼可增强腰背肌群力量,加强腰椎的稳定性及灵活性。在退着走的时候,腰部肌肉有节律地收缩和放松,能使腰部血液循环得以改善,提高腰部组织的新陈代谢,起到一定的治疗作用。"退着走"锻炼可每天早晚各进行 1 次,每次 20 分钟,一般以每次锻炼后,只需稍事休息,疲劳感就能逐渐消失为宜。需要注意的是,"退着走"的场地一定要平坦、无障碍。因为我们有太多的教训,很多老年人认为"倒退着步行"有助于腰部肌肉,更有助于大脑平衡感的练习,结果反而摔骨折了,这就得不偿失了!

◎ 天气寒冷与腰痛有关吗

有一部分人会因天气变化而出现腰痛或腰痛加重,甚至有些患者腰痛症状会像天气预报一样准确。寒冷的确是诱发腰痛的一个原因,它主要是通过腰背部血管收缩、缺血、肌肉持续收缩等方面的改变而使患者腰痛的。患者多是由于在寒冷地区长时间停留或在寒冷地面、风口处睡觉而出现腰痛。另外,为了御寒,衣服穿得较多,行动不灵活,若进行腰部急剧运动,也容易造成腰部损伤。

◎ 如果医生建议您佩戴腰围,您知道该怎样正确佩戴吗

高度要正确:平常我们在病房可以看到很多人把腰围围在了臀部,这是非常错误的,我们要让腰部有一种"立起来的感觉"。如果放在了臀部,其实依然是腰部在受力,没有起到护腰该有的作用。所以,腰围一定要围在腰上,卡在髂嵴部位。

硬度要足够:有很多患者,买的腰围材质比较软,患者想要起到缓解腰部肌肉的作用,只能把腰围勒的更加紧。这样其实也达不到我们想要的目的,反而会加剧患者的不舒适。我们在挑选腰围时,要选一款能保护腰部的护腰。护腰在腰的部位有"钢筋"般的铁条,你可以试着用手去扳弯,如果很费劲才能扳得弯,就证明硬度足够了。

如果针对的是仅仅由腰肌劳损、腰椎退变引起的腰部疼痛,只是需要起到

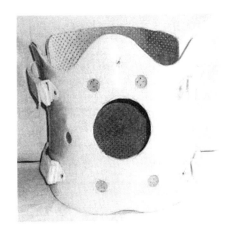

一般的保护作用,就可以选择一些有弹力的、透气的护腰,这种护腰相对来说舒适性很高,而且很贴身,不影响美观。但如果是在腰椎手术后,或者是处于腰椎不稳、滑脱的情况,我们还是建议要用非常硬的护腰,这样才能更好地保护腰椎。

47 不同人群的人下腰痛的原因有何不同

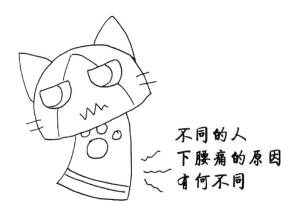

不同的人
下腰痛的原因
有何不同

腰痛的发病率很高,导致下腰痛的疾病又很多,但就不同人群而言,其导致下腰痛的疾病种类又有所不同。

◎ 导致不同年龄下腰痛疾病的种类不同

少儿或青少年导致下腰痛疾病的常见原因,主要是先天性畸形(如隐性脊柱裂、移行脊椎)、姿势性的疾病(如腰椎侧弯)、炎症性的疾病(如腰椎结核)。引起青壮年下腰痛的常见原因,主要是损伤性的疾病(如腰肌劳损、腰扭伤、腰椎间盘突出症、腰椎压缩性骨折),免疫系统方面的疾病(如强直性脊柱炎)也是导致青壮年下腰痛的比较常见的原因。引起中老年下腰痛的常见原因,主要是退行性改变(如腰椎增生性脊柱炎、腰椎管狭窄症、骨质疏松症),其次可能是腰骶部的各种肿瘤。

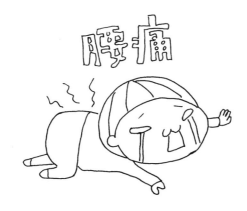

◎ 不同性别导致下腰痛疾病的种类不同

男性一般在日常生活和工作中腰部的活动量较大,由于负荷过大、姿势不当、保护欠缺等原因,可造成腰骶部软组织及骨与关节损伤,因此,男性的下腰痛以损伤因素为主。女性由于解剖及生理特点,会有一些女性特有的疾病,如子宫体炎、附件炎、子宫后倾、子宫脱垂、盆腔肿瘤等,这些疾病均可引起下腰痛。此外,月经期也可致下腰痛;怀孕期由于腰椎负荷加大而导致下腰痛;产后由于内分泌的改变,致使关节囊、韧带松弛,也可导致下腰痛。

◎ 导致不同职业人群下腰痛疾病的种类不同

体力劳动者,尤以重体力劳动者、运动员等引起下腰痛的原因,主要是损伤性的疾病;长期在空调、潮湿、寒冷环境下工作者,易患腰背部筋膜纤维组织炎;脑力劳动者由于缺乏锻炼,腰背部肌肉力量薄弱,极易发生腰肌劳损及腰扭伤。

所以医生在诊断和治疗疾病的过程中,对于不同原因造成的腰痛,应采用不同的治疗方式,对于继发性的我们要治疗原发性疾病,对于诱发因素存在引起的腰痛,我们要去除诱发因素。

48 到底是腰肌"劳损"还是腰肌"老损"

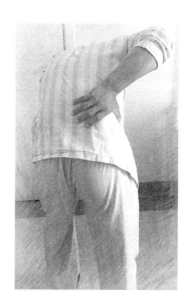

腰肌劳损又名慢性劳损性腰背痛,"劳损"一词,主要是指无明显外伤引起的腰背部疼痛,既往多称为"过劳"。许多人以为是"老损",当医生告诉他是腰肌劳损时,会出现一脸惊诧:"我这么年轻也会'老损'?没搞错吧?",其实医生说的是"劳损"。发生在腰部的劳损称为腰劳损;发生在背部者,则称为背部劳损;两种情况同时存在者,则称为腰背部劳损。两者常呈延续状发生,因其发生是逐渐地形成,所以又有慢性腰背部劳损之称。

◎ 腰肌劳损发生机制

一些尚不足以引起肌肉韧带撕裂的损伤或使腰背肌长期处于高张力状态下的体位(如久坐职业汽车司机、翻砂工及坑道作业、会计和久站职业教师等工种),可引起该处肌组织及某附着点处的过度牵拉。此时局部出现反应性无菌性炎症,包括局部血供受阻、缺血、缺氧及渗出增加等,逐渐引起局部组织变性。反复不断的慢性劳损可使这一过程日益加重,并易形成恶性循环。

◎ 腰肌劳损的常见病因

(1)腰部慢性积累性损伤:职业原因需长期弯腰操作者或因姿势不正,使腰部肌肉长期处于被牵拉状态,久之腰肌产生慢性损伤,出现腰痛。

（2）急性腰扭伤治疗不及时或处理方法不当、受伤肌肉未得到充分修复，遗留慢性腰痛。

（3）腰椎有先天性畸形如骶椎腰化、腰椎骶化或骶椎隐裂、峡部裂等，这些畸形的存在使得腰部肌肉易于发生慢性损伤，更容易出现腰痛。

（4）慢性腰肌劳损与气候环境条件也有一定关系，气温过低或湿度太大都可促发或加重腰肌劳损。

◎ 腰肌劳损的主要表现

（1）较大范围的疼痛常无明确的固定压痛点，腰背部（有时包括臀部）疼痛多为酸痛或胀痛，部分刺痛或灼痛。以腰部两侧、椎旁及骶嵴上更为明显。其特点是晨起时痛剧，活动数分钟或半小时后缓解，但至傍晚时因活动过多疼痛又出现。休息后又好转，弯腰时疼痛加重，后背过伸时疼痛可缓解，轻叩后背或按摩后较为舒适。不能坚持弯腰工作。常被迫伸腰或以拳捶击腰部以缓解疼痛。

（2）多有诱发因素，其中以体力劳动、体育锻炼、过累、受潮及受凉为多见，多有久坐或久站病史，尤其是经常坐办公室的白领更容易出现。

（3）腰部有压痛点，多在骶棘肌处，髂骨脊后部、骶骨后骶棘肌止点处或腰椎横突处。

（4）腰部外形及活动多无异常，也无明显腰肌痉挛，少数患者腰部活动稍受限。

◎ 腰肌劳损的治疗

（1）消除病因。除了在劳动中注意腰背部体位、避免使腰背肌处于高张力状态的前屈位（不要长时间弯腰），注意劳动的节奏性。对无法避免这种体位操作的工作，应经常更换体位不宜在一种姿势下持续过久。每间隔 1~2 小时，做一次工间操或类似课间休息的腰背部活动，可有效缓解肌肉疲劳。正确的工作体位和姿势协调，是防治腰痛的重要措施，不可忽视！对环境所造成的影响亦应注意采取相应的对策，应避免长时间处于空调环境中。

（2）腰背肌锻炼。对慢性劳损者，腰背肌锻炼，不仅可通过增加肌力来代偿病变组织的功能，而且可以促进患者早日康复。腰背肌锻炼的方式较多，以飞燕点水（或称蜻蜓点水）式为佳，3 次 / 天，每次 50 下（开始时可较少）。

（3）封闭疗法。疼痛剧烈，保守治疗效果不佳者可行封闭治疗（封闭治疗的利弊前期已讲过，不再详述）。大多有效，约 50%~70% 的患者为显效，甚至痊愈。

（4）物理治疗（理疗）。在医生指导下，选用适当的物理治疗也可以增强治疗效果。目前存在较多的理疗方式，包括电磁、超声波、红外线、激光等，通过声、光、电、热等作用于人体,起到舒筋活络的作用,也可行针灸治疗。

(5)对症用药(主要为消炎止痛药及舒筋活血的中药)、中草药外敷、热水浴等均有一定疗效。对个别病程较长、久治无效者,亦可采用腰围或胸背支架制动及固定 8~10 周,同时加强腰背肌锻炼,多可获得令人满意的疗效。

(6)手术治疗:对各种非手术治疗无效的极少数病例,可施行手术治疗。

49 业绩可以突出,椎间盘可不能突出

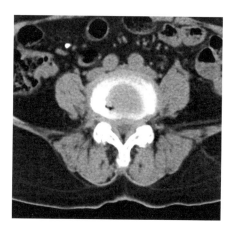

随着现代社会生活节奏加快,锻炼减少,以前常见于老年人的腰椎间盘突出,如今越来越多地出现在年轻患者。在日常门诊工作中,越来越多的年轻人都无法避免此类疾病的困扰。有文献报道,该病发病的最小年龄为 11 岁。

◎ 什么是椎间盘

椎间盘位于两个椎体之间,相当于"垫片",具有增加腰椎活动度,减轻震荡等多种作用。它是由纤维环和髓核以及软骨板三部分组成的。

椎间盘突出症是因为腰椎间盘纤维环功能的退化、变弱,在椎间盘内压力增加时,髓核突破变弱的纤维环,从而压迫神经根而引起一系列临床症状。

也许有人要问,"退化"不是老了的时候才出吗? 其实一般在二三十岁以后,多种组织就开始进入退化状态了,只是程度不同、进度不同而已。椎间盘退化,水分丢失,纤维环韧带弹性逐渐减低,加之本身椎间盘组织缺乏血液供应,修复能力差。如果负重大,活动多,遇到外伤,积累性劳损会造成纤维环破坏。

年轻人的过度运动容易使腰椎承受巨大的负荷,运动时不正确的姿势或不

可避免的外力会使腰椎损伤，最终导致腰椎间盘突出。

上班族长时间对着电脑，不正确的坐姿会使本来正常的 S 形脊柱后推成 C 形，使本该支持身体的腰部和腹部肌肉失去作用，长此以往，腰部肌肉将变得薄弱，无力支撑脊柱，腰椎间盘突出随之即来。

◎ 腰椎间盘突出症有什么表现呢

单纯的腰椎间盘突出可以没有任何症状，只有当腰椎间盘突出到一定程度或者合并了腰椎后关节错位，刺激或压迫到相邻的神经根或脊髓时才会出现相应症状，此时才称为"腰椎间盘突出症"。一般表现为劳累后腰痛伴一侧或双侧下肢放射痛、麻木，因疼痛产生的保护性痉挛，站立时，身体倾向一侧。患者行走困难，不愿迈步。严重时，可出现神经麻痹，肌肉瘫痪。

腰痛特点为：白天轻，晚上重，上午轻，下午重。劳累后重，休息后轻，站走坐重，卧床轻。咳嗽、大便、弯腰重，静止轻。疼痛沿臀部出现下肢放射痛，在后期常以腿痛重于腰背痛。腰椎间盘突出症以腰 4~5、腰 5- 骶 1 发病率最高，约占 95%。如果出现了上述症状，应该尽快去正规医院就诊，来明确诊断。

50　椎间盘突出和椎间盘突出症是一个概念吗

随着腰痛疼痛的患者越来越多，加之诊疗手段的提高，被诊断为"椎间盘突出"的患者也越来越多。有时候放射科医生或临床医生会跟患者讲"您椎间盘突出了"，于是患者相当害怕，很紧张，以为是得了椎间盘突出症。那么，椎间盘突出和椎间盘突出症是一回事吗？

◎ 什么是椎间盘

我们先来了解一下腰椎的构造。腰椎由前方的椎体和后方的附件共同组成。椎板内缘成弓形，椎弓与椎体后缘围成椎孔，上下椎孔相连形成椎管，椎管内有脊髓和神经通过，两个椎体之间相互连接的部位就是我们的椎间盘。

◎ 什么是椎间盘突出

按椎间盘突出程度可分为：隆起型（膨出）、突出型、脱出型和游离型。

椎间盘突出是影像学描述，只是在 CT 或核磁片上显示了椎间盘向不同的方向有突起（包括膨出、突出或脱出），但是这些并不一定会引起临床症状，当然程度越重，引起症状的可能性越大。

腰椎间盘突出症的定义则是:只有引起了腰部或腿部症状的椎间盘突出才能称为椎间盘突出症。

所以在就诊过程中,当医生说您有腰椎间盘突出的时候,不需要过分紧张或者害怕,当这个疾病还没有引起神经症状时,一般来说是首先保守治疗的,一旦确诊为椎间盘突出症,可能就要做好手术的心理准备,在不远的将来,说不定哪天就需要手术治疗了。

51 普通 X 线片能诊断椎间盘突出吗

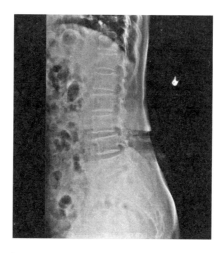

在门诊经常有患者来到诊室,一进门就说:"医生,我在别的医院拍过 X 线片了,那边医生说是椎间盘突出,您给看看需要不需要手术?"还有的患者一进门就说:"医生,我这两天腰疼,我觉得可能是椎间盘突出,想拍个片子看一下。"听了这些话,我简直有点不知道该如何接话了,只好仔细地给他们讲 X 线片、CT、核磁等的区别和用途。

◎ X 线片能诊断椎间盘突出吗

首先需要明确:对于大多数腰椎间盘突出症患者,医生根据临床症状或体征即可做出正确的诊断。在普通 X 线片上,腰椎间盘无法显影,也就是说不能直接看到椎间盘的情况,只能看到椎间隙的变化。当有椎间盘突出时,大部分患者椎间隙会出现变窄。因此有经验的骨科医生就可以根据椎间隙改变,来分析是否有腰椎间盘突出。

　　既然不能直接看到椎间盘,为什么还要照 X 线片呢? 直接检 CT 或核磁不就行了吗?

　　X 线片虽不能作为确诊腰椎间盘突出症的依据,但可以排除某些疾患,如腰椎结核、腰椎肿瘤、脊柱滑脱、峡部裂、骶椎隐裂、腰椎骶化、骶椎腰化等。可以观察腰椎有无侧弯、腰前凸有无消失、椎体有无骨桥形成等。因为引起腰腿痛的原因有很多,所以需要通过 X 线片以初步排除这些情况。

◎ 为什么做完了 X 线片,还要查 CT,甚至还要做磁共振(MRI)

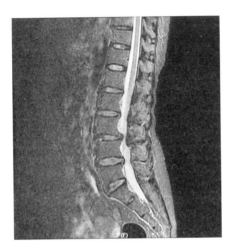

　　用 X 线片初步排除上述疾病后,为确定腰椎间盘突出的程度和部位,了解神经根受压程度,还需要进一步检查,以便为制定手术方案提供依据。

　　CT 在显示骨性结构上有优势,可清楚显示小关节增生肥厚、椎管及侧隐窝狭窄、椎间盘突出部位和程度,有无钙化及神经根受压情况等。

　　MRI 大多数情况下优于 CT,特别是在椎间盘突出、感染和肿瘤的诊断上,能清楚地显示椎间盘的类型(尤其是脱垂游离型,可清楚显示椎间盘向后下游离,对部分向上游离的椎间盘可明显减少漏诊)和硬脊膜和神经根受压程度。但在显示骨皮质、钙化或骨化组织又不如 CT。

　　三者互相补充,可有效降低误诊率。

　　MRI 检查的时间一般需 20~30 分钟,需要预约,患者要焦急地等待短则一两天长则一星期;另外,MRI 机器价格昂贵,并非所有医院都具备,所以目前应用最多的还是 CT。术前,医生会根据患者情况来确定检查方法,但通常情况下,X 线片是必不可少的!

52 椎间盘突出会被按摩回去吗

　　绝大多数的椎间盘突出可以通过保守治疗得到缓解,只有一小部分需要手术治疗,但由于对手术的恐惧,因此患者会想尽一切办法进行保守治疗。再加上周围总有"热心人"指点,甚至现身说法,细数手术之恐怖与手术失败后果之严重,一旦失败就会瘫痪等等,使得患者更加不敢手术了。

　　有一部分患者甚至会在临床医生明确诊断后,嘱手术治疗后,因为惧怕手术不肯住院,而是到民间推拿按摩处进行治疗,竟然还误打误撞地"治好"了。于是更是大骂医生太"黑",医德太差。

　　这让我想起了当年的"八毛门"。患儿是先天性巨结肠引起便秘,当地三甲医院嘱家长手术治疗,手术费用 10 万元左右。家长认为医生太"黑",于是到了一个小诊所,医生只用了八毛钱的开塞露,就让患儿顺利排了大便,症状得到明显缓解。家长认为三甲医院医生涉嫌欺诈,于是诉诸媒体,对医院进行了口诛笔伐,大赞诊所医生医德高尚,医术高明。当年,此事闹得沸沸扬扬,但很多人都不知道后续的故事。没过多长时间,患儿就再次出现了症状,最终住院手术治疗,手术费用还是 10 万元左右,而且因为拖延了时间,患儿一般情况较差,费用反而有所增加,手术难度也增加了。

　　到底按摩能不能使椎间盘突出复位呢? 不能说完全不可能,只能说有一小部分可以临时回复,症状也会明显缓解,但过一段时间还会复发(时间长短不一,有的确实可以缓解很长一段时间)。很多人都经历过汽车轮胎鼓包的情况吧? 这种状况就与椎间盘突出类似。

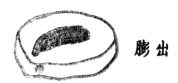

膨 出

　　上图中的鼓包较小,类似于椎间盘膨出。

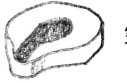

突 出

　　上图中的鼓包较大,类似于椎间盘突出。

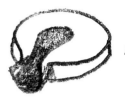

爆胎,类似于椎间盘脱出。

在鼓包较小时,有时是可能恢复正常的,但是我们不能认为这个轮胎是正常的。您还敢跑长途吗? 这时候是不是应该及时修补一下,或只敢在市区活动了(类似于椎间盘膨出时减少活动等保守治疗)? 等到鼓包较大时,随时有爆胎的可能,但有时还可以缩小一些(类似于椎间盘突出症状有时缓解有时严重)。等到爆胎了,就只能修补或换轮胎了(类似于椎间盘脱出,只能手术了)。总之,对于椎间盘突出,能保守治疗就先保守治疗,在保守治疗无效时应及时手术,不必对手术存在恐惧心理。还是那句话,在治疗的时候,要找靠谱的医生,做可靠的手术。

53 如何防患腰椎间盘突出

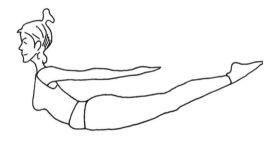

日常生活中要养成良好的坐姿,要进行适宜的体育锻炼,不可过度运动。床不宜太软。上班族伏案工作需要注意桌、椅高度,定时做伸腰、挺胸活动,并酌情使用宽的腰围,保护腰椎。平时应加强腰背肌锻炼,增加脊柱的内在稳定性,腰背部肌肉在保持脊柱稳定性上起到了很大的作用。如需弯腰取物,最好采用屈髋、屈膝下蹲方式,用腿部的肌肉来代替一部分腰背肌肉的力量,减少对腰椎间盘后方的压力。只有在日常生活中从细节做起,才能更好地保护我们的腰椎。另外,我们还要注意到,一些常常会忽视的生活习惯,比如早晨起来刷牙时,我们会不自觉地弯腰,身体前屈,日积月累,对我们的椎间盘就会造成很大的压力。而腰椎间盘往往是身体负荷最重的部分,一般成年人在平卧时,腰椎间盘的压力为 20kg，坐起时可以达到 270kg，坐着弯腰拾物时，腰椎间盘承受的压力更加大，所以在生活中要避免频繁做此类动作。

54 什么样的腰椎间盘突出症需要手术治疗

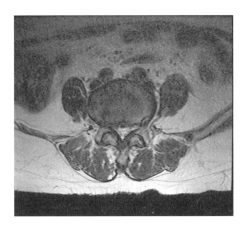

一旦被诊断为"腰椎间盘突出症"，很多人脑子里第一反应就是："这下完了，不会要做手术吧？不做行吗？"有些患者是第一次看病，也有些是反反复复发作，尝试了各种治疗手段和民间偏方都没能治愈。虽然医生建议手术，患者自己却很犹豫，不知道如何是好。其实，大部分腰椎间盘突出症的患者通过正规的保守治疗都可以得到缓解或治愈，只有小部分椎间盘突出需要手术治疗。

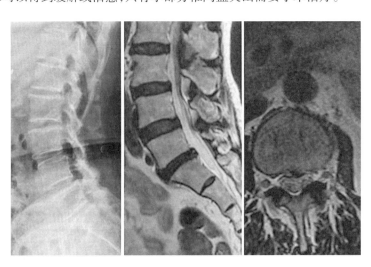

◎ 那么,什么样的腰椎间盘突出才需要手术治疗呢

(1)反复发作的腰椎间盘突出症。也就是说,经过正规的保守治疗(至少3个月),病情时好时坏,反复出现或逐渐加重,出现了腿部疼痛或麻木。这时候椎间盘的纤维环可能已经破裂,椎间盘的突出部分压迫神经根,药物难以缓解。

(2)椎间盘突出合并有腰椎管狭窄。椎管是由椎骨和周围组织共同形成的长管状结构,神经在里面走行。椎管就像一个房间,椎管狭窄就像房间变小了。椎间盘一旦突出,神经躲避的空间就相对变小,这时候虽然椎间盘突出不重,但患者所表现的疼痛或麻木很重。有的患者行走100~200m就不得不停下来休息一会儿,才能继续行走,我们称为间歇性跛行。这时候就只有通过手术把狭窄的椎管容积扩大,彻底解除压迫,才能缓解或消除症状。

(3)椎间盘脱出。有的患者椎间盘突出时间较长,由于种种原因或因害怕手术而拖延,最后椎间盘脱出。有的人就是因为咳嗽或打了一个喷嚏,症状突然加重,甚至出现肢体瘫痪、大小便失禁等马尾综合征表现。这时候需要尽快手术,否则很难恢复。也有一部分患者在椎间盘突出变为脱出后,腰腿痛的症状反而缓解,那是因为脱出后,髓核位置发生改变,对神经根的压迫减轻。但这种缓解只是暂时的。因为脱出的髓核会在局部产生无菌性的化学炎症,其结果是逐渐出现小腿或足部麻木,甚至是会阴部麻木。随着时间的推移,脱出的髓核最终会粘连在某一个部位,腰腿痛又会逐渐出现。粘连会增加手术的难度。所以对于髓核脱出,一般都建议手术。

(4)虽然发作时间不长,但疼痛剧烈,下肢症状明显,患者难以行动和入睡,必须将身体处于某个姿势才能缓解,有的人只能采取跪位。这种情况一般是椎间盘脱出,直接严重压迫神经所致,此时保守治疗一般无效,建议尽早手术。

55 椎间盘突出症术后还会复发吗

腰椎间盘突出症对患者的生活工作影响较大。当然,如果能够通过保守治疗使症状得到明显改善,的确是暂时不需要手术治疗的。当保守治疗无效或效果不佳时,就不得不选择手术。

◎ 椎间盘突出症术后还会复发吗

说实话,无论是微创,还是开放手术,都有复发的可能。微创手术通过小切口内镜技术摘除椎间盘,手术创伤小,恢复快,症状改善明显。特别是最近流行

的椎间孔镜髓核摘除术，局麻下就可以完成。但是，谁也不能保证，一次手术就能摘除全部椎间盘髓核，而破口处就是纤维环的薄弱区。一部分患者会在术后几年甚至十几年复发。即便如此，我个人还是认为，通过微创治疗可以迅速缓解症状，提高生活质量，哪怕能够维持几年甚至十几年的正常生活，也是值得的。有些人对手术存在极端恐惧，说什么也不同意手术，到处询医问药，把药当饭吃，每天都过得痛苦不堪，受的罪也并不少。

开放手术切口较大，能彻底切除椎间盘，然后进行椎体间融合，这个节段椎间盘不会再有突出，因为这个间隙的椎间盘已经被彻底摘除干净，而且两个椎体之间进行了融合（两个椎体长到了一起），不再有活动。但邻近节段的椎间盘退变会加快，有可能会相继出现椎间盘突出。

◎ 如何看待椎间盘突出症手术

总之，个人认为，对于椎间盘突出症，如果通过正规的保守治疗效果明显，当然首先保守治疗。如果所有的保守治疗方法都用过了，效果还是不明显，而且病情对生活工作的影响比较大，生活质量明显下降，就建议行手术治疗，由医生决定是否适合微创手术。如果患者的病情适合微创治疗，当然首选进行微创治疗，如果不太适合进行微创治疗，也应及时进行开放髓核摘除术。总体来说，手术比较安全，没有必要有太多心理压力。

第六部分

关节疾病与功能锻炼

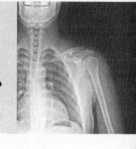

56 您知道股骨头坏死的原因有哪些吗

"股骨头坏死"是一种严重的骨科疾病,被称为"不死人的癌症",给患者的生活造成了严重的影响。因此,有必要了解一下,在生活中可能导致股骨头坏死的因素有哪些。只有这样,才能有效避免或及早预防,将疾病危害减到最低。

可能导致股骨头坏死的因素有很多,主要包括创伤性因素与非创伤性因素。

◎ 创伤性因素

主要是股骨颈骨折(包括股骨头骨折)、髋关节脱位,髋臼骨折或骨折并脱位。

股骨颈骨折或髋关节脱位使股骨头血运发生破坏,导致整个股骨头或其中一部分坏死。骨折部位越靠近头的部位坏死几率越大。当然,还有一部分是由于髋关节外伤引起创伤性滑膜炎,关节腔积液使囊内压升高时,股骨头血运受到损害,进而导致股骨头缺血性坏死。不是所有髋关节创伤都会引起股骨头坏死,股骨头坏死发生与否、范围大小,主要取决于血管破坏程度和侧支循环的重建与代偿能力。

◎ 非创伤性因素

公认的常见因素包括以下三点:

激素类药物:有的病人因患有气管炎、哮喘、风湿、类风湿、颈肩腰腿痛、糖尿病、肾炎、皮肤病等,不得不需要长期服用激素类药物如考的松、强的松、地塞米松等,最终不幸出现股骨头坏死。需要说明的是,单次或短时间内应用激素并不能引起股骨头坏死。还有一种情况是在日常生活中的食物中滥用激素,如在肉食鸡、猪肉、瓜果、蔬菜等使用较多的激素,使得激素在人体的积累逐渐增多,积累到一定量后也会出现股骨头坏死。当然这种情况相对少见,也难以控制。

大量酗酒:由于长期大量的饮酒而造成酒精在体内的蓄积,导致血脂增高和肝功能的损害。血脂的升高,造成了血液黏稠度的增高,血流速度减缓,使血液凝固性改变,因而容易引起血管堵塞,出血或脂肪栓塞,最终导致股骨头坏死。但也有人少量饮酒或不饮酒,也没有激素应用史,仍出现股骨头坏死,这部分患者属特发性股骨头坏死。

部分髋关节发育不良、血液病、大骨节病、高血压病、放射病,也可引起股骨头坏死。

以上简要介绍的就是造成股骨头坏死的常见病因,希望大家及时了解,及早注意自己的身体状况,一旦出现问题及时就医。

57　股骨头坏死是如何分期的,您在第几期

股骨头坏死的分期最常用的有 ARCO 分期和 Ficat 分期。

◎ ARCO 分期

ARCO(国际骨循环协会)分期也称宾夕法尼亚分期,综合了多种分期方法,并能定量分析,因此逐渐为国际接受,共分为 5 期(0~4 期)。

0 期:无症状,所有影像学检查均无异常发现,活检可发现有骨坏死;

Ⅰ期:也可无症状,X 线检查多呈阴性结果,但 MRI 可发现有骨坏死和骨髓水肿。根据坏死面积可分为ⅠA,<15%,ⅠB,15%~30%,ⅠC,>30%;

Ⅱ期:常有症状,大多数的 X 线片上可见股骨头内骨硬化、囊性变、骨质疏松。MRI 可见"双线征"。同样,根据坏死面积可分为ⅡA,<15%,ⅡB,15%~30%,ⅡC,>30%;

Ⅲ期:多有髋关节疼痛等症状。X 线片上可见新月征和股骨头关节面的塌陷。根据新月征的面积和股骨头塌陷的程度,可分为ⅢA,新月征<15% 或塌陷<2mm,ⅢB,新月征 15%~30% 或塌陷 2~4mm,ⅢC,新月征>30% 或塌陷>4mm;

Ⅳ期:关节疼痛进一步加重,甚至出现静息痛。影像学检查示股骨头变扁,关节间隙变窄,髋臼出现硬化、囊性变及边缘骨赘。

依据以上分期,治疗选择上,除了常规的减少负重、药物、冲击波等以外,从Ⅰ~Ⅱ期进行减压、骨移植;Ⅱ~Ⅲ期的减压、带血运的骨移植,Ⅲ~Ⅳ期的带血运骨移植以及关节置换逐渐过渡,分期对治疗方案的选择具有重要意义。

◎ Ficat 分期

Ficat 分期在临床应用也比较广泛,也分为 0~4 期。

0 期　无疼痛,平片正常,骨扫描与磁共振出现异常

Ⅰ期　有疼痛,平片正常,骨扫描与磁共振出现异常

Ⅱ期(过渡期)　有疼痛,平片见到囊性变或(和)硬化,骨扫描与磁共振出现异常,没有出现软骨下骨折

Ⅲ期　有疼痛,平片见到股骨头塌陷,骨扫描与磁共振出现异常,见到新月征(软骨下塌陷)或(和)软骨下骨台阶样塌陷

Ⅳ期　有疼痛,平片见到髋臼病变,出现关节间隙狭窄和骨关节炎,骨扫描与磁共振出现异常。

通常,股骨头坏死病变范围越大,预后越差,Ficat 分期的一个缺点是没有定

量标准,病变范围大小、程度与分期之间没有联系。在用记分法判断治疗效果时通常使用 Ficat 分期判断影像学得分,即使病变范围加大也不会减少得分,会出现照片上病变范围加大,评分不减少的矛盾现象。

58 如何预测股骨头会不会塌陷

不少股骨头坏死病友会问,这个病得了以后骨头会塌陷吗?会瘫痪吗?必须要进行关节置换吗?很多患者一旦诊断股骨头坏死后,心理压力非常大,甚至有些人觉得天都要塌下来了。

◎ 得了股骨头坏死会瘫痪吗

首先,非常明确的是,得了股骨头坏死不会瘫痪!无论创伤性还是非创伤性股骨头坏死的最终结局,都是股骨头塌陷引起的髋关节炎,疼痛严重,会影响工作和生活。随着经济社会的发展,人们对健康水平的要求更高,治疗方法也越来越多,股骨头坏死的治疗越来越早,即使是形成严重的骨关节炎的机会也越来越少,更不用说瘫痪了!

◎ 股骨头坏死会不会引起骨骼塌陷

根据前面讲述的标准,大家不难看出,到Ⅲ期股骨头坏死就出现了塌陷,Ⅳ期不但塌陷,还出现了髋关节炎。一般认为发生股骨头坏死到塌陷在1~2年之内。但在实际工作中,一般来说很多人明确诊断为股骨头坏死时已经有很长一段时间病程了。明确诊断后,有的人发现股骨头坏死后经过积极治疗,很长时间内不会塌陷。有的人因为原发病较重或没有注意积极治疗则可能很快发生塌陷。因此医生很难准确告之患者多长时间会出现塌陷。当然还有很多种预测塌陷的方法,这是专业医生应该掌握的,对于患者来说就不必强求了。粗略来讲,有两个因素造成股骨头坏死塌陷危险性增大:①骨坏死面积大,超过30%;②骨坏死区累及股骨头的前外上和后外上,特别是达髋臼外缘之外者,易于塌陷。

59 股骨头坏死常用治疗方法

一旦确诊股骨头坏死,绝大多数患者就踏上了漫长的求医问药之路,总想找到一种疗效确切的治疗方法,而且希望最好是通过药物治疗,不开刀不手术就能

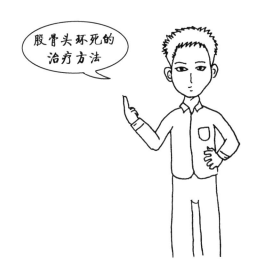

治好。

　　说实话,目前对股骨头坏死尚缺乏一种切实可靠有效的治疗方法。应对这种疾病,应努力做到早期诊断,早期治疗,这会尽量减少或避免畸形的发生,避免关节置换或延缓关节置换时间。治疗手段则主要包括手术治疗和保守治疗。

◎ 非手术疗法

　　限制负重:这一般是发现股骨头坏死后首先要做的事情。严格限制负重或不负重可使缺血骨组织恢复血供并免受压力作用,以控制病情发展,预防塌陷,促使缺血坏死的股骨头自行愈合。

　　牵引疗法:这主要是缓解周围软组织的痉挛,又能增加髋臼对股骨头的包容量,缓解关节腔内的压力并使压力相对的均匀分布,避免应力集中而致股骨头坏死加重或塌陷变形。牵引重量宜适中,因人而异,一般每天牵引 1 次,持续 3~4 小时。

　　理疗:包括热疗、电刺激或超声波刺激,主要作为缺血性坏死的辅助治疗。

　　减停激素:对正在服用糖皮质激素的风湿性疾病的病人,在可能的情况下,应换用其他西药或改用中医药治疗,同时在医嘱下逐渐减少激素的用量,最终停用,但一般很难做到,毕竟控制原发病是更重要的事情。

　　戒烟禁酒:股骨头坏死患者应避免饮酒和吸烟。

◎ 手术疗法

保留股骨头的治疗:

钻孔减压:主要用于早期无关节面塌陷的病人,是治疗股骨头坏死最简单的手术方法。各个学者得出的治疗效果不一。

植骨术：因植骨前需先钻孔，故又称钻孔减压植骨术。手术方法众多，包括松质骨移植、皮质骨移植、带肌蒂骨移植、血管吻合骨移植及同种异体骨软骨移植。

截骨术：通过改变股骨头与股骨干间的对应位置关系可以达到：增加股骨头的负重面积；减少股骨头所受压力；将股骨头坏死病灶移出负重区，减少局部承受的应力。效果相差较大，有的效果较好，有的则无效。

介入疗法：通过介入的方法直接打通缺血区堵塞的血管，以恢复血液供应，理论上讲应该是最合理的，也是最有效的。但临床应用效果也不是所有人的结果都很理想，因此也只是针对部分患者。

干细胞治疗：这是曾经红极一时的治疗方法。经过多年的临床检验，也只是对部分人有效。

关节置换术：

适用于老年及严重股骨头坏死患者，也是股骨头坏死的终极治疗方法。普遍认为年龄和股骨头坏死本身是影响关节置换临床效果的重要因素。近、中期临床应用临床效果满意，其远期疗效尚有待于进一步观察。

◎ 祖国医学在治疗早期股骨头坏死有独到之处，需要辨证施治

股骨头坏死疾病由治疗到治愈是一个漫长的过程，而治疗的目的是为了减轻疼痛、修复血管、恢复血运，给骨组织再生提供良好的环境，因此，千万不要盲目的治疗；同时也不要心急，保持一个好的心态最重要。要清楚地认识到，只有积极配合治疗，才能取得良好效果。当然，也没必要排斥关节置换，如果保守治疗无效，病情已经严重影响生活质量，则应及时行关节置换术可提高生活质量，减轻痛苦。

60 髋关节置换术后注意事项

人工关节手术经过近 50 年的发展已达到安全可靠的程度。据报道，90% 以上的人工关节置换在术后 20 年都很成功。现代的人工关节已经达到耐磨、耐用，人体不会发生排斥的高度。原来走路一跛一跛的病人，手术后行动自如，甚至会忘了体内的关节本不是自己的。但关节的使用就像穿鞋一样，人工关节中的聚乙烯仍有磨损问题，如果不注意术后保养，会明显缩短关节使用寿命。所以手术后患者不要过分活动，当动则动，应多穿低跟的软底鞋，多从事室内工作，适当野

外散步、郊游,而不应过多爬山、上下楼、跑步,最好选择不会增加关节负荷的运动如游泳、太极拳和体操等。

◎ 在日常生活中应注意以下几个问题

（1）坐位:在术后第一个月内,坐的时间不宜过长,以免导致髋关节水肿,亦可用冷敷及抬高患肢来改善,保持膝关节低于或等于髋部,不宜坐过低的椅子、沙发,不要交叉腿和踝,前弯身不要超过90°,坐时身体应向后靠,腿向前伸。

（2）如厕:选用加高的自制坐便器如厕,或在辅助下采用身体后倾患腿前伸如厕,注意保持膝关节低于髋部,严禁使用蹲便器。

（3）取物:术后2周内不要弯腰捡地上的东西,不要突然转身或伸手去取身后的物品。

（4）乘车:臀部位置向前坐,身体向后靠,腿尽量前伸。

（5）淋浴:伤口愈合后即可进行淋浴,因站着淋浴有一定的危险,故可坐一个高凳子,喷头为可移动的手持喷头,并准备一个带长柄的沐浴海绵,以便能触到下肢和足。

（6）穿脱鞋袜:穿鞋时应请别人帮忙或使用鞋拔子,选择不系带的松紧鞋、宽松裤,行后外侧切口者可内侧提鞋,行前内侧切口者可外侧提鞋。

（7）扶助行器步行至无痛、无跛行时可改为手杖。这种做法主要有两个好处:第一,可自我保护;第二,也可以提示周围人群,表明自己行动不便,以防拥挤、撞击、发生意外。尽量不要在太滑或坑洼不平的路面行走。在患者活动的范围内,要保持前方道路通畅,避免患肢遇到不必要的碰撞或出现大的跨越动作。常用的物品应放在容易拿到的地方。完全康复后可进行的体育活动有:散步、园艺、骑车、保龄球、乒乓球、游泳、跳舞,并保持适当的体重。避免进行对新髋关节产生过度压力造成磨损的活动,如跳跃、快跑、滑雪、滑水、网球等。

（8）预防身体任何部位感染（肺部、泌尿系统、口腔或其他感染）,一旦出现伤口红肿、咯黄痰、体温超过38℃等感染征象,需立即就医,在医生指导下服药,以免引起继发性关节感染,因为一旦出现关节假体感染,后果将是灾难性的。

（9）若需要进行拔牙等有创操作时,应与医师说明,提前三天口服抗生素,防止引起关节感染。

（10）注意合理营养但需控制体重,戒烟戒酒。

（11）出现术侧髋关节的任何异常情况,如异常疼痛、肢体短缩畸形等,或在工作生活中出现不确定因素,均应及时咨询就医。

61 关节置换真的能用 20 年吗

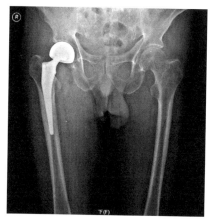
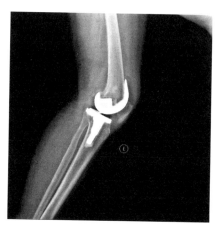
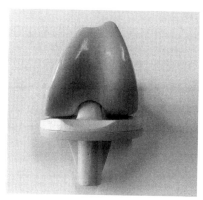
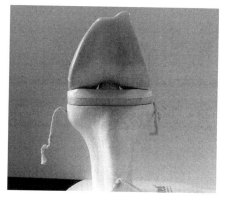

随着科技的进步,技术的成熟,很多医院在治疗一些关节疾病时,越来越多地选择关节置换。在进行关节置换前,因为所用材料不是"原装"的,所以很多人最关心的就是:"这个关节能用多长时间?"

◎ 人工关节置换术有哪些特点

作为一种治疗方式,人工关节置换术有其突出的优点,但也有缺点。

(1)优点:人工关节置换术后,患者可以早期下床活动,住院时间也较短。手术后关节疼痛显著减轻甚至完全消失,关节屈伸活动正常,能很快恢复正常的生活、工作,明显提高了生活质量。

(2)缺点:假体毕竟不是"原装"的,术后有可能出现假体松动、脱位、感染、疼痛、关节功能障碍、跛行等情况。但总体来说,关节置换效果还是不错的。这也是为什么近年来关节置换数量明显增加的原因之一。

◎ 人工关节到底能用多长时间

关节的使用寿命如同我们所穿的鞋子一样,有三个主要影响因素——材料、工艺和使用情况。转换为关节假体那就是:材料问题——假体因素;工艺——医生因素;使用者——患者因素。

关节假体因素:包括关节假体的设计理念、制作工艺水平。随着科技的进步,现在的关节质量有了很大的飞跃,例如现在一般都采用高交联聚乙烯髋臼内衬,减少聚乙烯碎屑产生,减少对骨的溶解。第四代陶瓷对陶瓷关节,可明显减少了摩擦。还有很多防脱位技术,使关节活动范围更大,更加不容易脱位。但切记并不是最新的关节就是最好的关节,只有经得起时间检验的关节才是好关节。

医生因素:主要是手术医生技术水平和理念。不可否认,一个一年完成几百例关节手术的医生,其熟练程度和一个一年完成 10 例、20 例的医生相比,必定会有经验和熟练的优势。同样一个髋臼假体植入其外展角度,前倾角度是最重要的,每个人的植入角度都可能不同,只有在最佳角度,假体才稳定,假体可以使用得更长久。所以,医生因素也是非常重要的因素。选择一个掌握先进理念和手术技术熟练的医生,是术后效果良好的重要保证。

患者因素:类风湿关节炎、强直性脊柱炎、骨质疏松,糖尿病等慢性病可使关节使用的寿命明显缩短。体重超重也会影响关节使用寿命。手术后,关节活动量也是影响关节寿命的一个重要因素,一个人一天活动大约为 5~6km,如果置换后还要翻山越岭,大量活动,那么关节的磨损就大,就会影响使用寿命。就像质量相同的鞋子,有的人可以穿五年,有的人却只能穿一年,还有的人换鞋是因为鞋子变形松动。关节也是一样,真正被磨坏的极少,大多是因为感染或松动而进行关节翻修。

人工关节的理论使用寿命是 15~20 年,这是在没有感染和松动的前提下,根据中老年人的平均活动量等综合因素而估测出的结论。只有在有成熟的关节假体和现代制造技术的基础上,由掌握先进理念和手术技巧的医生进行手术,术后病人注意保养使用,才能最大限度地延长人工关节的使用寿命。随着材料的进步、手术水平的提高以及患者对健康的重视程度的提高,相信关节假体的使用寿命会越来越长。因此,没有必要过于纠结于关节假体的使用寿命。只要能通过关节置换恢复正常生活和工作,提高生活质量,就是值得的。不要因为惧怕手术翻修而忍受痛苦,也没必要按关节的设计使用年限来作为心理预期。当然,随着科技的进步,相信使用年限更长的关节肯定会被研制出来的。

62 全膝关节置换是换整个膝关节吗

◎ 全膝关节置换真的那么可怕吗

专家门诊来了一位70多岁的女性患者,膝关节严重变形,行走困难。一看就是骨性关节炎。家属拿出了外院所拍X线片,内侧间隙基本消失。与患者交谈时,我了解到她平时很是痛苦。我跟家属说,还是进行膝关节置换吧,手术效果好,可以提高生活质量,人还是要尽量有尊严地活着。

患者和家属表示,其他医院的医生也建议行关节置换,他们没同意。我问他们,为什么不愿意呢?他们回答:"要把整个膝关节换掉,太可怕了。"

我一听就明白了,患者对治疗手段存在误会。于是,我详细地跟他们讲解了手术过程和术后恢复情况,他们当即就决定住院手术。术后没几天,患者就可以下床活动了。老太太对手术效果非常满意,跟我说:"要早知道效果这么好,我早就做手术了,这几年可把我折磨坏了。"

◎ 什么是全膝关节置换

其实,全膝关节置换并不是把整个膝关节换掉,它真正的名称为全膝关节表面置换,也就是说,这个手术只是把关节表面的软骨和少量骨质去除,换成人工表面,并没有想象中的那么恐怖。手术时间90分钟左右。术后1~3天即可下地,疼痛缓解非常明显。当然,也不是所有的膝关节骨性关节炎都需要进行关节置换。选择关节置换是有严格手术指征的。因此,大家没有必要对关节置换太排斥了,为了提高生活质量,该换的时候就换。当然,没到换关节的时候,也不能随便进行人工关节置换。

63 膝关节滑膜炎是什么

膝关节是人体滑膜分布最多的关节,而且它也是人体的主要负重关节,运动量大,所以更容易受到损伤,滑膜炎在膝关节发病率最高。

最近流行健走,走完了,很多人还要在朋友圈里晒一下步数。自从有了这项运动,门诊因关节疼痛就诊人数明显增多。有人关节肿胀,但关节外形无明显异常,X线片也没发现问题。最后经核磁检查发现关节腔积液,滑膜水肿。这时医

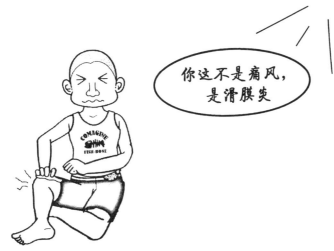

你这不是痛风，是滑膜炎

生可能会诊断为"滑膜炎"。患者听了疑窦丛生："滑膜炎？是滑膜发炎了吗？是不是用点消炎药就好了？"医生却交代要"注意休息、理疗"，并没有嘱咐抗感染治疗。对此很多人表示不理解。

◎ 什么是滑膜

首先，我们来了解一下滑膜：滑膜是关节滑动体系中的重要组成部分。它是一层薄而柔软的疏松结缔组织，被覆在关节囊内侧面，覆盖着除关节软骨、唇、盘及以外的一切关节内结构，其边缘附着于关节软骨的周缘，环绕关节腔构成一密闭的囊。正常人关节滑膜厚 $1\sim3\mu m$，可分为靠近关节腔的滑膜内层及滑膜下层。滑膜细胞的主要作用是合成透明质酸、纤维合成素、胶原酶蛋白酶等促进因子，这些促进因子不仅能够保护关节软骨，还对炎症细胞的吞噬起促进作用；另外它还能分泌关节滑液，可保持关节软骨面的润滑，避免关节中骨与骨的摩擦与直接碰撞，还可以增加关节活动范围，为关节内的其他软组织提供营养。一方面膝关节滑膜组织富有血管，血运丰富，另一方面，膝关节滑膜具有附着清除关节异物及碎屑的作用。

◎ 滑膜炎有哪些病理生理改变

滑膜炎是指具有滑膜的组织由于各种原因受到各种刺激出现炎性改变（无菌性炎症），造成滑膜细胞分泌失调形成积液的一种关节病变。不管由于何种因素，当关节中滑膜受到损伤或者刺激时，可引起一系列反应，表现为滑膜血管的扩张及滑膜细胞的增生活跃，使滑膜增生肥厚、粘连，破坏关节软骨，神经肽类物质在关节滑膜的聚集，引起关节疼痛。最终，慢性滑膜炎可导致上皮间质转变，并进一步使滑膜纤维化,导致滑膜功能的改变。

◎ 滑膜炎是感染吗

滑膜炎是指因损伤、感染等不良因素而引起滑膜水肿、渗出和关节腔积液的一组综合征。通常我们所说的滑膜炎是一种无菌型炎症,是由于膝关节扭伤和多种关节内损伤而引起的。关节囊的内层,有一层很薄的组织,即滑膜。在正常情况下,滑膜能分泌很少量的液体,主要作用是使关节面在磨动时更滑润,滑液就像机器里的润滑油一样。当关节内部存在某种刺激物的时候,不论是细菌性、物理性或是化学性的刺激物,滑膜就会首先发生反应,引起充血和水肿,并且渗出液体,使关节囊膨胀,表现出关节肿胀。久而久之,便成了慢性滑膜炎。

◎ 什么是急性创伤性滑膜炎

关节受伤后迅速肿胀,渐加重,膝关节周围的肌肉呈保护性痉挛,伸屈受限,浮髌试验阳性。关节局部温度增高。全身可有低热,应注意排除骨折、韧带及半月板损伤。对单纯急性创伤性滑膜炎,早期大量积血之前应冷敷、加压包扎,用石膏托及膝关节固定伸直位2周。48小时后应用理疗,很快治愈。对已有关节积液者,应在无菌操作下先抽出积液,再用生理盐水反复冲净关节内的积血,加压包扎、制动。

◎ 什么是慢性滑膜炎

慢性滑膜炎主要来源于两种情况:一是因急性创伤性滑膜炎治疗不彻底遗留而来;二是由膝关节受多次反复轻微创伤劳损积累而来。表现为关节经常肿胀、酸痛、活动受限。滑膜肥厚,浮髌试验阳性,肥厚的滑膜触之有摩擦音,有轻压痛,病程长者可有关节韧带松弛,关节软骨软化。

因此,对于滑膜炎,只要不是感染性滑膜炎,用抗生素治疗是无效的。当然可以口服非甾体类消炎镇痛药。

◎ 滑膜炎有哪些危害

膝关节滑膜炎没有年龄的限制,在任何年龄阶段都会发生。主要表现为关节疼痛、肿胀及活动障碍。影响正常的行走、下蹲和上下楼活动,而且膝关节受凉后症状将明显加重。

滑膜的形态改变还会侵袭膝关节软骨,加速关节退变,严重可导致关节畸形。患者需长期忍受疼痛的折磨,有些患者四处求医,反复发作,痛苦不堪,甚至心理蒙上一层阴影。

◎ 应如何处理滑膜炎

轻度膝关节滑膜炎一般不必卧床休息,可短距离行走,但应减少活动量。肿胀或疼痛严重者应卧床休息,抬高患肢,可用弹力绷带适当加压包扎,并禁止负重。治疗期间可作股四头肌舒缩活动锻炼,后期应加强膝关节的屈伸锻炼,这对消除关节积液,防止股四头肌萎缩,预防滑膜炎反复发作,恢复膝关节伸屈功能,有着积极作用。疼痛严重者可外敷膏药并口服消炎止痛药物。

关节积液较多、张力大时,可进行关节穿刺,将积液和积血完全抽净,并向关节腔注射透明质酸钠。注射透明质酸钠有以下作用:覆盖关节软骨表面,可以保护关节软骨,防止或延缓进一步退变;保护关节滑膜、清除致痛物质,有明显减轻疼痛的作用;改善关节的挛缩状态,增加关节的活动度;对退变关节的滑液有改善作用。严重时需在关节镜下行滑膜清理术。

在这里给大家介绍一个消肿偏方:取仙人掌适量,将两面的毛刺用刀刮去,然后剖成两半,用剖开的一面敷于滑膜炎疼痛处,外用胶布固定,敷 12 小时后再换另半片。冬天可将剖开的一面放在热锅内烘 3~4 分钟,待烘热后敷于患处,一般于晚上贴敷。据说此种方法消肿效果极佳。

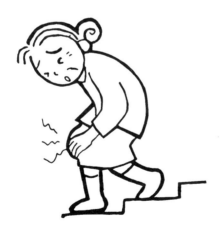

◎ 如何预防滑膜炎

(1)避免长期剧烈运动。长期、过度、剧烈的运动或活动。特别是双下肢剧烈运动者(如舞蹈演员、运动员、搬运工等)更要注意劳逸结合,防止因过度用力造成组织损伤。注意关节保温,防止受凉。

(2)避免长期剧烈的运动,但不是不活动,恰恰相反,适当的体育锻炼是预防滑膜炎的有效方法之一。关节的适度运动,可增加关节腔内的压力,有利于关节液向软骨的渗透,促进滑液的吸收,从而减轻或预防滑膜炎。

（3）及时治疗关节的损伤。关节损伤包括软组织损伤和骨损伤。关节的滑膜增生经常与关节内骨折直接刺激有关。由于骨折复位不完全,造成关节软骨面不平整,从而产生创伤性滑膜炎。对于关节内骨折的患者,如果能够及时治疗,做到解剖复位,可以最大限度地避免创伤性关节炎和创伤性滑膜炎的发生。

（4）减轻体重。过重的体重会加速关节软骨的磨损,使关节软骨面上的压力不均匀,造成滑膜炎症。因此对于体重超标的人,适当的减轻体重可以预防脊柱和关节滑膜炎。

（5）老年人可以适当补充钙质、维生素 D 等与骨代谢关系密切的药物,同时从事适度的体育锻炼,以减慢骨组织的衰老和退行性改变进程。

64 膝关节骨质增生怎么办

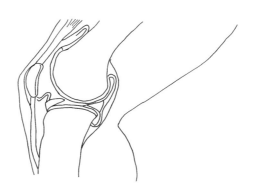

◎ 什么是膝关节骨性关节炎

在我们日常生活中,一些老年人甚至一些中年人在上下楼梯时经常会觉得腿发软,如果不赶紧用手扶着支撑物,好像要不由自主地要跪下去,并且感到膝关节疼痛,尤其在半蹲位时疼痛难以忍受。有的长时间下蹲后不能站立,有的走路时也出现疼痛。去医院一拍片,膝关节长骨刺了（骨质增生）。这究竟是怎么回事呢?

这就是膝关节骨性关节炎。

膝骨性关节炎多发于 45 岁以上的中老年人,女性多见。经常从事半蹲位工作的人膝关节易受力不均匀,使关节面软骨受到损伤,使之渐渐变得粗糙,出现退变而导致骨刺的发生。患病时,膝关节可有持续性隐痛,活动时加剧,休息后好转;有时可出现急性疼痛发作,同时有关节僵硬,关节活动时有弹响声,久坐后关节僵硬加重,稍活动后好转;上下楼或自椅子上站起时困难。晚期可有膝关节肿胀、变形。

◎ 膝关节长骨刺后锻炼有何讲究

膝关节长骨刺后锻炼是有讲究的。其锻炼原则是以减少关节压力的锻炼为主,避免长期下蹲,不要以上下楼作为锻炼方式。正确的锻炼有利于膝关节的保护,不恰当的锻炼将增加膝关节负荷,加剧关节软骨的磨损。简单地说可伸直腿做抬腿训练(直腿抬高),锻炼股四头肌;可采用脚后跟压床以锻炼大腿后方肌肉,通过增加患膝肌肉力量来增强膝关节稳定性,减少膝关节无力和打软腿现象。还可采用游泳等不负重的锻炼形式减少对关节的磨损,达到加强下肢肌肉力量锻炼目的。

在日常生活中还应注意以下几点:

(1)尽量少上下楼梯、少远足、少登山、少久站、少提重物,避免膝关节的负荷过大而加重病情。

(2)保持合适的体重,防止身体肥胖、加重下肢关节的负担,一旦体重超标,要积极减肥,注意调节饮食,控制体重。

(3)尽量避免穿高跟鞋走远路,应首选厚底而有弹性的软底鞋,以减少膝关节所受的冲击力,避免膝关节软骨发生撞击、磨损。

(4)参加户外运动之前要做好准备活动,让膝关节活动开以后再参加运动。练压腿时,不要猛然把腿抬得过高,防止过度牵拉膝关节韧带和肌肉组织。

(5)冬天温度下降时,膝关节遇冷血管收缩,血液循环变差,往往使关节僵硬、疼痛加重,故在天气寒冷时应注意保暖,必要时戴上护膝,防止膝关节受凉。

(6)注意走路时的身体姿势,不要扭着腰干活、撇着腿走路,避免长时间下蹲。日常下蹲动作最好改坐小板凳。避免长时间保持一种姿势,注意经常变换姿势。

65 骨质增生是病吗？用药能消掉吗

门诊上经常遇到一些患者,因为腰痛、膝关节痛或足底疼痛就诊,给予拍片检查,患者自己一看报告单上写着"骨质增生"就断定自己的症状是由增生的骨质(骨刺)引起的,此后视骨质增生为大敌,总想除之而后快,到处寻找消除骨刺药物。

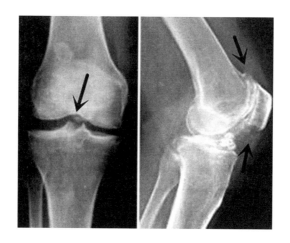

◎ 骨质增生是病吗

其实,骨质增生不是病,而是一种影像学表现,不是所有的骨质增生都会引起症状。引起症状的骨质增生称为骨质增生症,这才是病! 这就像椎间盘突出与椎间盘突症一样。

◎ 为什么会出现骨质增生

骨质增生是人体骨骼的一种自然退变的衰老现象,也是一种正常的生理现象。随着人的年龄增长,人的脊柱和关节周围的肌肉、韧带等组织会发生退行性改变,肌肉力量下降,关节韧带松弛,使脊柱或关节失去原有的稳定保护,人体为了恢复新的平衡状态,就会通过骨质增生的方式来代偿,使脊柱或关节相对稳定。骨质增生现象是人体的一种自我保护机制。45~65 岁的中老年人,X 线片检查大约 20%会出现骨质增生的表现;65 岁以上的老年人,X 线片检查大约 80% 会出现骨质增生。

很多患者是在体检或就诊拍片时才发现骨质增生。骨质增生就像脸上的皱纹一样,是一种自然衰老现象,估计没人会认为脸上的皱纹是病吧!

◎ 骨质增生会引起症状吗

一些在特殊的部位骨质增生,到一定程度后确实引起的疼痛、活动受限等临床症状,给我们带来了痛苦,此时称之为骨质增生症。在脊柱前方且增生较大者有时会对脊柱前方的食管、血管、神经等组织造成压迫引起临床症状;在后方者可能会压迫脊髓、神经根等引起临床症状;在关节内者可能会造成关节疼痛、活动受限等,特别是以膝关节骨质增生多见;跟骨骨质增生即跟骨骨刺有时会严重影响了患者正常生活。骨质增生症是病,得治。

◎　如何治疗骨质增生

对症治疗：常听到一种说法膝关节长骨刺后经反复下蹲能将骨刺磨平，把膝关节骨质增生治好。其实这是一种对骨性关节炎认识的误区。骨性关节炎是因为关节软骨本身退变、老化引起，一些不恰当的运动反而会加重关节磨损，导致膝关节软骨磨损加剧，结果适得其反，目前只能是减轻或消除相应的临床症状，并不能去除骨刺。目前尚无特效药物能直接消除骨刺。治疗方法多种多样，包括理疗、内服外用中药、外贴膏药等等。当然还有一些"祖传秘方"，如果您特别相信，可以试一下。用一段时间后拍张 X 线片，真假可辨。

手术治疗：如果症状很重不能缓解，严重影响到日常生活，生活质量明显下降甚至生活难以自理，应考虑及时手术干预，具体手术方式需要听从专业正规医生的安排。

66　如何保护膝关节

膝关节是人体最大最复杂的关节，膝关节属于铰链关节，它是我们身上少数只能往一个方向运动的关节。膝关节又是人体最大的承重关节，正常人的膝关节平均可承重 35kg。承受重量越多，关节软骨磨损的几率也越大，肌腱也容易受伤，膝关节退化较快。

目前在全球范围内，尚没有一种根治膝关节骨关节炎的疗法。随着世界人口老龄化，本病的发生率呈逐年上升趋势，大于 65 岁人群中 50% 以上有膝关节骨质增生 X 线片证据，但是有 25% 会有症状。75 岁以上人群 80% 会出现症状。

◎　膝盖的负重倍数

（1）躺下来的时候，膝盖的负重几乎是 0。

（2）站立和走路的时候，膝盖的负重大约是 1~2 倍。

（3）上下坡或上下阶梯的时候，膝盖的负重大约是 3~4 倍。

（4）跑步时，膝盖的负重大约是 4 倍。

（5）打球时，膝盖的负重大约是 6 倍。

（6）蹲和跪时，膝盖的负重大约是 8 倍。

例如：一个体重 50kg 的人，每上一个台阶，膝盖约要承受 200kg 的重量。

膝关节炎的预防在于保护关节、避免受伤受凉。老年人一定要注意运动和饮食，从而保护好自己的膝关节。很多老年人走极端，要么过度运动，要么不运动。运动医学专家研究发现,从长远看,不锻炼人的肌肉萎缩和关节退化的速度更快,锻炼则能有效减缓萎缩和退化速度。但过度运动导致骨骼、关节承受力过大,加剧疼痛。这也是很多老年人的疑惑:经常爬山、跑步,为啥还腰腿痛? 因为老年人骨关节退化,容易长骨刺,运动过度,摩擦太多,所以会加重疼痛。

体育锻炼要选择与自己身体相适应的方法,已经有膝关节疼痛的人应避免过多的下蹲运动和负重、登高、跳跃等活动。许多来门诊的病人诉膝关节疼痛、水肿,追问病史,前两天爬山太累。让他停止爬山,患者往往还不太乐意。要知道,爱护关节的意义就是合理使用它。可酌情选择散步、慢跑、骑自行车和游泳等负荷较轻的运动。

◎ 膝盖的日常保健

(1)不要走路太久,当膝盖觉得不舒服时就应适当休息。

(2)不做大运动量的锻炼,如跑步、跳高、跳远。

(3)避免半蹲、全蹲或跪的姿势。如蹲马步。

(4)不做膝关节的半屈位旋转动作,防止半板损伤。

(5)保持理想体重,以减轻膝盖的负担。

(6)注意膝盖的保暖,可以穿长裤、护膝来保护膝盖。

(7)少搬重物,少穿高跟鞋。

(8)避免外伤及过度劳动。

(9)选择一双合脚的鞋子,不仅可以让你走路舒适,还可以减少运动时膝盖承受的撞击与压力。

附:进行膝关节耐力锻炼的方法有以下几种。

(1)直腿抬高是一种简单易行的锻炼方法。平躺在床上,把腿伸起,让大腿上的肌肉收紧、绷直,与床成 45° 夹角,每次维持 1 秒钟,再慢慢地放下,如此重复50 次。

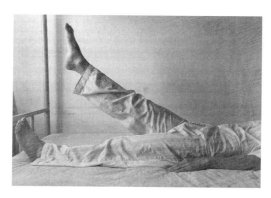

（2）患者双手扶单杠，一脚抬起，分别作小腿的前后踢腿动作，逐渐加大踢腿的范围和力度、频率。此种锻炼方式力度适中，有效克服了肢体的重量，简单方便，可以缓解肢体退变和关节僵硬，增强大小腿的肌力，改善关节的稳定性，减少骨量丢失，防止骨质疏松。

67 肘关节功能锻炼常用方法

肘关节的主要功能是将手运送到并稳定在需要的位置上。主要运动方式有屈曲、伸展、旋前、旋后动作。只有屈曲达 120° 以上才能顺利完成梳头、洗澡、接听手机等动作，如果旋前受限则影响对键盘、鼠标等使用；如果旋后受限，则影响洗脸等动作。多数人的肘关节正常屈曲角度约 135~150°；伸直角度约 -10~0°；旋前旋后角度均约 80~90°。

肘关节和膝关节是外伤以后最易僵硬的两个关节。肘关节外伤后固定超过三周，将很容易发生关节僵硬。肘关节活动性一旦受限，功能恢复相对其他关节来说更加困难。

◎ 肘关节屈曲功能锻炼

屈曲受限，对日常生活影响较大。最初可以由医生或家人帮助，一手抓住上臂远端，一手握住腕关节，缓慢屈肘。当屈肘角度超过 90° 以后，可以坐在床边或桌边，前臂顶在床沿，用身体前倾来增加肘关节的屈曲角度。还可以借助拉力器锻炼屈曲角度和肌肉力量。俯卧撑是在肘关节力量达到一定程度并有一定活动度以后实施。

◎ 肘关节伸直功能锻炼

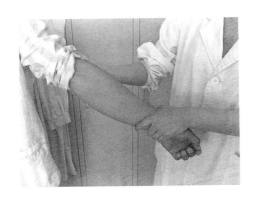

肘关节伸直受限较屈曲受限对日常生活影响相对较小,除非一些特殊行业。刚开始锻炼时可在医生或家人帮助下,一手扶上臂远端,一手握住腕关节,缓慢下压伸肘。活动改善后,可以平躺在床边,前臂伸出床外,在前臂远端施加重量(如沙袋、秤砣等),充分放松,尽量坚持较长时间。也可以借助拉弹力健身器或提重物(5~10kg左右)。单杠悬吊也是不错的方法。拉锯活动既能锻炼屈伸活动,也能增加肌肉力量,是个不错的方法。

◎ 旋前旋后功能锻炼

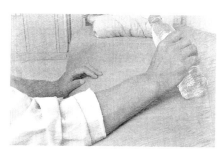 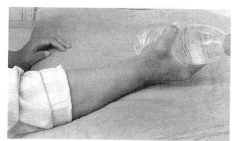

屈肘(避免肩关节代偿旋转),前臂平置桌上,手握一长柄重物(如榔头),让其在重力的作用下向外(旋后)或向下向内(旋前)。当然也可以用健侧手或他人(家人或医生)协助锻炼旋前或旋后。

如果关节僵硬比较严重,可借助工具辅助锻炼,以促康复。

当然如果经过正规锻炼,仍不能达到功能要求,可进行手术松解术,以促进关节功能恢复。

在锻炼过程中,要控制好活动量,避免暴力操作。一定要避免在练习时造成重复损伤,以免出现骨化性肌炎。一旦出现骨化性肌炎,将严重影响关节功能。锻炼前热敷,可以放松软组织,锻炼后冷敷可以减轻组织水肿。

关节功能达正常或接近正常后,还要坚持锻炼一段时间,才能真正巩固,否则会出现效果的丢失。

68 膝关节常用锻炼方法,在这里

膝关节负重仅次于踝关节,但难治程度和踝关节损伤并列。膝关节周围骨折后有很多人会出现关节功能障碍。有的人甚至因为没有得到很好的康复,不得不放弃了某些体育运动或锻炼,着实令人惋惜。

◎ 康复锻炼的重要性

有效的康复是预防膝关节功能障碍的关键。康复介入的早晚与膝关节功能成恢复正比。早期的适度功能锻炼可促进血液循环,保持膝关节软骨面的生理功能,防止粘连,促进膝关节功能恢复。尽早活动,尽早下床能增强病人的自信心(心理康复)和提高生活自理能力。

◎ 锻炼的方法

通过功能锻炼可增强肌肉力量和增加关节屈伸活动度。前提是避免引起或加重创伤或劳损,要在最大程度减小关节负荷的情况下,加强肌肉和骨质的锻炼。

直腿抬高锻炼:坐位或仰卧位,健腿屈曲,患肢膝关节伸直,作直腿抬高,高度约足跟离床面约 15cm,坚持 10~15 秒,缓慢放下。可促进血液循环,有利于关节积液吸收,肌肉力量强了,还可以减轻关节压力。

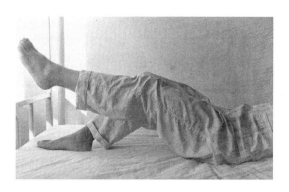

坐位屈伸膝锻炼:坐于床沿或椅子,膝盖自然放松下垂。健肢压在患肢小腿远端屈膝,患肢主动伸膝,两力形成对抗,维持 10~15 秒,然后下垂小腿屈曲膝关节,健侧给予压力。

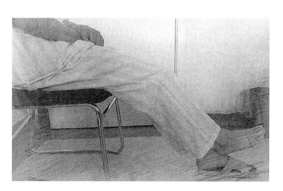

足沿墙面下滑训练：患者头向床尾方向，仰卧于床上，身体与床面垂直，屈髋约90°，患足蹬于墙面，利用肢体重力作用，患足缓缓下滑。

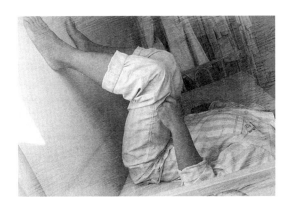

仰卧／坐位抱膝训练：仰卧或坐位，健肢膝关节伸展，患肢屈髋屈膝，双手环抱患膝，膝关节逐渐屈曲。然后逐渐伸展。

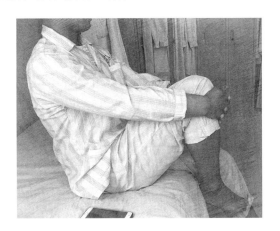

贴墙或扶物蹲起：背靠墙而立，脚后跟离墙1只脚的距离，身体沿墙壁缓慢下蹲，直到膝盖与小腿成90°直角或更多，维持10余秒，再慢慢直起身体。或扶床、椅桌等物体，缓慢下蹲。坚持按摩或拍打膝部可加速膝部的血液循环，但力度要适当。

物理治疗：微波、超短波、电磁、远红外、红外、超声、各种低中频电疗等，根据病情可选用2~3种，每种每天1次，10~20分钟。

当然减轻体重、尽量减少爬山、上下楼梯动作，保持正确的运动姿势，合理保护、注意保暖，不受凉也很重要。

有条件的可以运用专用的锻炼工具辅助训练，效果可能会更好。

祖国医学中的针灸、汤药、膏药、火罐等有时候也有奇效。但是有时候治疗效果与医生的施针水平、辨证情况有很大关系。膝关节损伤后，从休养期到恢复期、再到运动期，时间短则数月，长则一年或更长。即使恢复后也建议运动时佩戴护膝、护踝等护具，减轻膝关节韧带的拉伸负担，同时防止膝盖因意外情况做出不规则变形，加重伤势。必要时可佩戴双层护膝。

锻炼要遵循个体化、力量、安全和循序渐进的原则，要防止力量过猛或过强，引起损伤或因锻炼过度引起伤肢疲劳和疼痛，使患者以后惧怕锻炼，同时也防止锻炼不到位而影响功能恢复。

69 腕关节如何进行功能锻炼

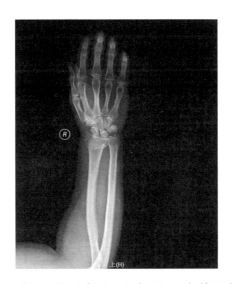

手腕部骨折是骨科门急诊最常见的骨折之一，尤其是在北方冬天，下雪后骨折病人急剧增多。这种骨折一般都能经手法复位、石膏/夹板外固定而治愈。但经过长时间石膏、夹板等固定后经常会引起腕关节的部分功能障碍。去除石膏/夹板后，关节活动度明显下降，几乎所有患者都无法正常活动，严重影响患者正常生活。医生会说：回去加强功能锻炼啊。可是怎么锻炼才能恢复得快一些呢？

◎ 去除石膏后，关节僵硬还伴有肿胀，正常吗

去除石膏后，腕关节、手部各关节僵硬、肿胀，手指不能弯曲、不能攥拳，一般

都是正常现象。这是由于长时间石膏固定后关节粘连、关节囊挛缩、血液循环受阻所致,也就是现在比较流行的专业术语叫"石膏病",但此"病"非彼"病",通过适当的功能锻炼会很快恢复正常,当然,方法和力度非常重要,直接关系到功能的恢复程度及时间。为了加速康复,请参考以下锻炼方法:

◎ 骨折后应该如何进行功能锻炼

(1)先按摩或热敷:用健手按摩患侧手、腕关节及周围组织,或用温水泡手、热敷。如果疼痛,可适当口服或外用止痛药物。

(2)腕关节屈曲锻炼:两手背相对以练习掌屈;或作健侧手握住患侧手背并施力,被动向下压手腕。

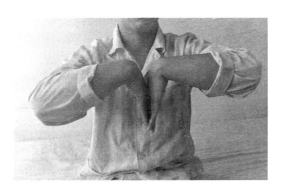

(3)腕关节背伸锻炼:两手掌相对使前臂放于胸前,或健手握住患侧手掌并施力,被动向上掰手腕。或将手掌平放桌面上使前臂垂直于桌面下压腕关节。

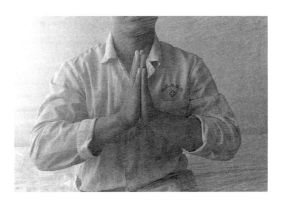

(4)腕关节旋转功能锻炼:腕关节正向慢旋转 5 圈,后再反向慢旋转 5 圈。跳绳也是不错的方法,但对于老年人不太适用。

(5)手部功能锻炼:以最大力量缓慢握拳,然后尽力将五指分开、伸直到最大程度。也可用对侧手帮助活动。练习捏物如橡皮、纽扣、铜钱、曲别针等，从大到小进行练习。

通过抓哑铃、弹簧握力器可能锻炼肌肉力量。每天将手举过头顶 25~50 次可预防肩关节的僵硬。

（6）辅助器械锻炼。关节僵硬不可怕，功能锻炼征服它；循序渐进不慌张，持之以恒是良方。

70　肩关节功能锻炼，方法全在这里

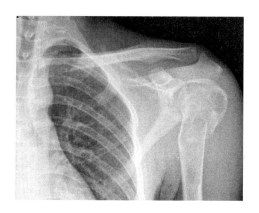

肩关节是人体活动范围最大、最灵活的关节，但是由于肩周炎、肩袖损伤、肩关节脱位、肩关节周围骨折以及爱美女士的露肩装、办公室或家中空调的广泛使用，使得越来越多的人出现肩关节活动障碍。

一旦出现肩关节活动受限，将对日常生活产生明显影响，包括吃饭、穿衣、洗澡、梳头甚至上厕所也明显不便，当然还会或多或少地伴随着疼痛。

对于肩关节活动障碍只靠药物治疗那是远远不够的，还需要坚持锻炼。锻炼不仅可以增加肩关节活动范围还可以防止肌肉萎缩，肌肉力量增强后又能反过来促进肩关节功能改善。因此有必要了解一些常用的肩关节功能锻炼方法以改善功能，减轻不适，提高生活质量。

（1）扒墙。患者面向墙壁站立，双脚尖顶住墙壁，手掌扶于墙上，手指沿墙缓缓向上爬动抬高，使上肢尽量高举，在上举过程中上半身不能后仰，达到最大限度时，在墙上作一记号，然后再慢慢返回原处。反复进行，逐渐增加高度。

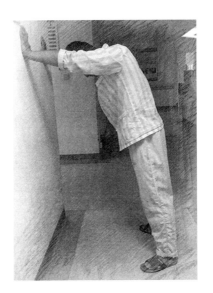

（2）画圈。患者身体前屈，上肢下垂。以肩部为中心，甩动患肢，由里向外或由外向里做画圈运动，以臂的甩动带动肩关节活动。运动时，幅度由小到大，以疼痛可耐受为宜。

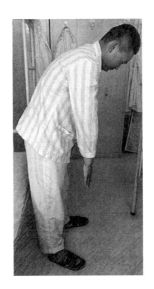

（3）双手抱颈。双手先在胸前十指交叉，掌心向上，然后经头顶向后，放在颈后部，再尽量内收或外展肩关节（双臂分开合拢动作）。

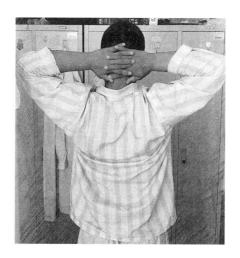

（4）前后摆动。弯腰并上肢下垂，尽量放松肩关节周围的肌肉和韧带，然后做前后摆动练习，幅度可逐渐加大，也可持重物（0.5~2kg）下垂摆动练习。

（5）拉滑车或单杠。对于肩关节活动障碍较轻者，可进行拉滑车或单杠练习，双脚不必离地，只为锻炼肩关节。

（6）搓背。用一条长毛巾绕至后背，双手各持一端。在后背来回拉动，模仿搓背动作。双手位置反复交替练习。

（7）推墙。面向前壁站立，距墙约50cm，身体前倾，双手推墙壁。每个动作保持10秒以上，随着锻炼进展可逐渐增加墙距。

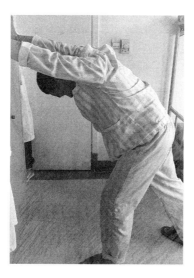

（8）俯卧撑。对于肩关节功能尚可者，可进行俯卧撑锻炼。

　　锻炼方法因人而异,患者根据自己的情况来选择其中的一种或几种方法进行锻炼。根据自己的实际情况量力而行,不可过度锻炼(一般以疼痛可忍受为度),暴力过度锻炼易引起周围软组织拉伤,将会适得其反,加重病情。当然锻炼需要持之以恒,三天打鱼两天晒网是达不到效果的。

　　加强锻炼的同时也要注意平时肩部保暖,防止肩部受凉;必要时可辅助针灸、理疗或外用膏药等方法,综合治疗效果更佳。

71 外伤后,踝关节原来要这样锻炼

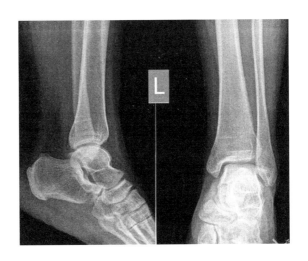

◎ 踝关节功能锻炼的重要性

　　踝关节俗称"脚脖子",是负重最大的关节,关节面比髋、膝关节小,但承受的体重却大于髋膝关节;踝关节接近地面,受力无法得到有效缓冲,稍有不适,就会有明显的功能障碍。因此对踝关节功能恢复的要求比其他部位要求更高。

◎ 锻炼关节就肿痛怎么办

　　踝关节在锻炼或下垂时,有时会出现关节肿胀,属正常现象。平卧时抬高患肢,稍高于心脏水平,促进血液回流,利于消肿;稍有疼痛,属正常现象,需要继续坚持锻炼;如果疼痛严重时,需要停止功能锻炼。

　　每次功能锻炼后可冰敷踝关节 15 分钟,但不要把冰直接覆盖在皮肤上。踝关节功能锻炼一般一天不少于 3 次。

◎ 锻炼的内容包括哪些

踝关节扭伤后最首要和最重要的康复练习是关节活动度的训练,包括屈伸、旋转、内外翻。

◎ 如何进行锻炼

早期采用被动方法;后期以主动功能活动为主。

踝关节背屈运动:

(1)采取坐位或卧位,用布条、毛巾、橡皮带等套在脚掌前部。缓慢向上牵拉并坚持 15 秒钟,重复至少 10 次。

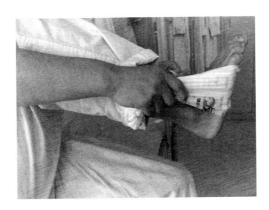

(2)坐在小板凳或椅子、沙发上,伤腿后移,移到最大限度,坚持 10 秒,全程脚掌都不能离开地面。

(3)能够站立时,弓步压腿,健腿在前屈膝,伤腿尽最大可能后移,身体前倾,使踝关节背屈,脚掌始终不离开地面。也可能站立推墙或踩书。

(4)下蹲训练,早期可扶东西(如桌、椅等)练习下蹲,慢慢调整姿势。每天 15 分钟左右。

踝关节跖屈运动:

(1)提足跟锻炼:早期在椅子坐正,提起足跟,脚尖努力向下绷直,中后期可站立扶椅或墙,上提足跟。

(2)跪姿下压练习:骨折愈合后或软组织修复后,可以跪在床上,两条腿放平,然后试着缓慢往后坐到脚上。一定要把握好力度,不可用力过猛,坚持 10 秒。反复练习。

踝关节内外翻运动:

内翻:患者取坐姿,将训练带缠在脚上。向内翻转健肢一侧的脚(内翻),患

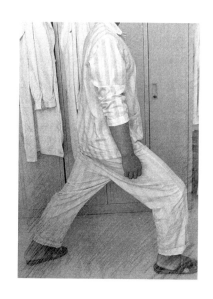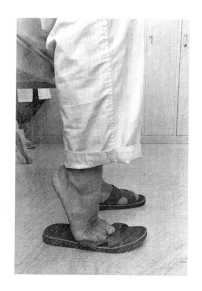

肢对抗。

外翻:坐姿,将训练带缠在脚部外侧,用另一只脚固定。向外翻转健肢一侧的脚(外翻),患肢对抗。

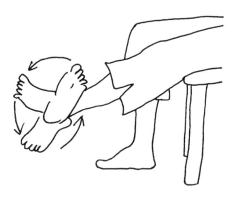

踝关节旋转运动:

手握着脚后跟旋转脚踝(被动活动)。开始时可以稍慢,逐渐加快速度和幅度。中后期开始主动活动(如上图)。可以采用"上三下三转一"的方式,即上勾三下,下抓三下,转一下。

"写字练习":

用脚拇指当作铅笔。移动踝和足,在地板上写字母表上的每个字母。使小腿伸直,膝关节和踝关节不要伸直。字母开始较小,随着踝关节功能的改善就会变得大了。

走路训练:

尽量保持正常走路姿势,每天 2~3 小时,每次半小时。上午多走,下午少些。如果条件允许,可以借助专门的仪器帮助你锻炼。

当然踝关节的功能锻炼方法还有很多,大家可以发挥聪明才智,创新各种锻炼方法,只要能达到功能康复的目的,各种方法都可以尝试。

关节功能锻炼的原则是"循序渐进",量力而行,逐渐增加活动角度,坚持锻炼,需要毅力与恒心。泡完脚以后再锻炼,效果会更好。

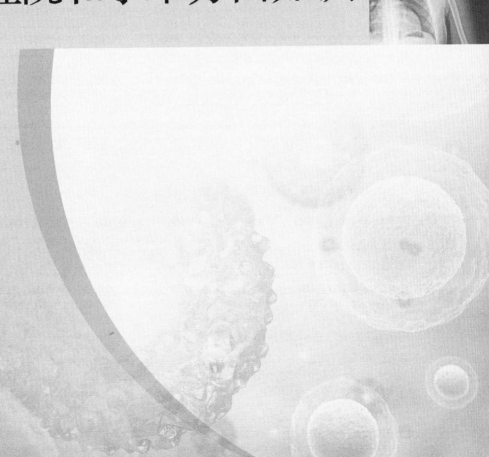

第七部分

住院和手术方面知识

72 我就住个院,为什么像查户口一样什么都问

有过住院经历的人都知道,在入院后,主管医生会询问患者的社会经历,包括出生地、居住地区和居留时间(尤其是疫源地和地方病流行区)。职业及工作条件,包括工种、劳动环境、对工业毒物的接触情况及时间。习惯与嗜好,包括起居与卫生习惯、饮食的规律与质量。烟酒嗜好时间与摄入量,其他异嗜物等。甚至有无冶游史(有无不洁性交史等)以及有无吸毒史。在患者看来,某些问题似乎与疾病的关系不大,往往觉得是在窥探隐私,不愿意回答。其实,有些疾病如遗传性疾病,高血压、糖尿病和部分肿瘤等都与家族史有很大关系;如果涉及女性,手术时要避开月经期(当然近年来也有研究表明月经期手术风险并没有增加)。同时医生还要了解患者自身存在疾病的诊断治疗史,以保持治疗的连续性。因此讳不忌医,根据医生的询问仔细回答,才有利于您的康复。

73 这个手术有风险吗? 把握大吗? 成功率有多少

提及手术,很多患者或家属会很自然地问一句:"医生,这个手术有风险吗? 把握大吗? 成功率有多少?"很多医生很头疼如何回答。如果说成功率很高,万一术后效果不理想,担心会落下话柄;如果说成功率不高,自己的信任度肯定会下降,也是对自己水平的贬低,说不定患者及家属更不敢做手术了。最后不敢说高,又不想说低。当然患者和家属最想听到的回答是:肯定能成功。心情完全可以理解,毕竟是在自己或亲人身上动刀子啊。但是做手术有很多不确定性,特别是术中一些突发情况,难以预料。所以,正规医院的医生一般是不会拍胸脯保证一定会成功的。

◎ 什么是所谓的"手术成功率"

所谓"成功率"是对于医生来讲的,表示在一定的手术总量中,有多少成功的病例,是一个统计结果,对于个体病人意义不大。一个"成功率"为99%手术,只能说医生做这类手术,一百个里面可能有一个失败或效果较差。但对于一个独立的病人来说,要么成功,要么失败,没有其他选项。但谁也不能准确预估这1%会发生在谁的身上,这是随机事件。

◎ 手术风险与多种因素相关

手术风险与医生的水平,手术部位、病人年龄、身体条件、有无基础疾病、短

期内手术次数等多种因素有关。

毋庸讳言，对于高难度手术，高水平的医生手术成功率会较高。这也是患者或家属愿意"请"专家做手术的原因。重要部位如心脏、头颅、脊髓等部位手术风险也相对较高，因为一旦出现问题则可能是灾难性的。幼儿或高龄老人，因身体抵抗力弱，各脏器功能较差，手术风险明显增加。如果短期内进行两次或多次手术则风险明显增加。

◎　应正确看待手术风险

人不是机器，人拥有生物中里最精细、最复杂的结构。手术不是简单的机械操作和重复，相同疾病，相同部位，手术也不完全一样。由于人体的复杂性，有很多突发情况难以预料。比如术中突发大面积心梗、脑梗、肺栓等，抢救成功的几率非常低。大家所熟知的羊水栓塞，虽有抢救成功的案例，但还是有很多人没有抢救过来。

患者从住院到顺利康复，类似于乘坐飞机到达目的地。飞机上每位机组人员（相当于医务人员），尤其是飞行员（相当于手术医生）都希望把每位乘客（相当于患者）安全送达目的地（康复）。这不光是因为大家在一个飞机上，更因为这是他们的职责所在。飞机是最安全的交通工具，但仍有失事客机，手术也是如此。医生比患者和家属更希望病人的手术成功！

医学不是万能的，目前还存在许多未解之谜，还有很多未知数，不是每个疾病都能治好，也不是每个手术都能完全如愿！医生能做到的就是全力以赴，尽心尽责。病人同意手术，是对医生的一种庄严托付，我们必须用自己所学到知识和技术，尽最大的努力，全身心地进行手术操作，争取最好的疗效。

总之：问手术的成功率对于个体来说没什么意义，什么样的手术都没有百分百的把握！医生术前充分准备，术中全力以赴，精细操作，术后加强康复以及医患充分信任，良好沟通，互相理解，比追问"成功率"更为重要。

74　这个手术有后遗症吗？怎么回答

前两到接到朋友亲戚的电话，咨询关于手术的问题。踝关节骨折，断端移位明显，当地医生告之要手术治疗。家里人顾虑较多，总认为能不手术就不手术，唯恐手术后留下"后遗症"。所以想找个熟人问一下，然后就想到了我。我详细讲解了利害关系，最终决定手术治疗。

手术会留下后遗症吗？在我多年的临床工作中，无数位患者及家属问过同样的问题。其实很多人把"后遗症"和"并发症"两个概念没搞清楚。

◎ 什么是"后遗症"

后遗症是指在病情基本好转后遗留下来的某种组织、器官的缺损或者功能上的障碍。通俗地讲就是因为某种病，疗程结束一段时间但仍没彻底恢复而遗留下来的症状，就叫后遗症。如患脊髓灰质炎（小儿麻痹症）后的下肢瘫痪；脑梗或脑出血后留下偏瘫、口眼歪斜、言语不清；踝关节扭伤长时间存在关节疼痛；脊髓或神经损伤后肢体功能活动受限等等。

◎ 什么是"并发症"

并发症是一个复杂的临床医学概念。一种是指疾病在发展过程中引起另一种疾病或症状的发生，后者即为前者的并发症，如消化性溃疡可能有幽门梗阻、胃穿孔或大出血等并发症。另一种是指在诊疗护理过程中，病人由患一种疾病合并发生了与这种疾病有关的另一种或几种疾病。比如糖尿病出现了肾病、周围血管病变、心脏病变统称为糖尿病并发症；或手术过程中意外损伤其他组织，为手术并发症等。

患者手术中、手术后发生的异常情况一般叫并发症，不能称之为后遗症。还是回到最一开始的那位病人。踝关节粉碎性骨折，如果不手术治疗将会因为关节面不平、关节关系紊乱，最终会出现创伤性关节炎、关节疼痛甚至不能负重行走等后遗症。手术的目的是恢复正常解剖关系，以最大限度减少后遗症的发生。但手术也存在并发症的可能，如皮肤坏死、感染、骨髓炎、血管或神经损伤等，当然医生会尽最大努力规避这些并发症。如果通过手术，关节面完全恢复，骨折复位良好并顺利愈合，但仍存在关节疼痛或行走受限，这不是手术造成的，是伤情严重，留下了后遗症。如果不手术，后遗症将更严重。

另外后遗症和骨折治愈是没有必然关系的。骨折骨性愈合就叫治愈了，但仍可能有后遗症比如下雨阴天不舒服、伤口发痒、疼痛等。

75 签手术同意书就是医院推卸责任吗

◎ 什么是手术同意书

术前谈话后家属要签署的文件叫作《手术知情同意书》，包含两层意思：知情：经过医生的解释，充分了解了本次手术的方案和可能的风险；同意：在知情的前提下,同意医生为我或家属进行手术。签字了,代表认可自己获得了此次手术的知情权和自主权,没有在医院和医生的欺瞒和胁迫下接受手术。法律赋予患者及家属有知情同意权。

◎　为什么要术前谈话

术前谈话是任何手术之前都必须做的工作,不管手术多小。这是医生履行告知的义务,也是患者及亲属享有知情同意的权利。术前谈话也是医生与患者最为详尽的一次沟通与交流。病人及家属对医学和疾病知之甚少,手术是以一种伤害来治疗另一种伤害,既有利也有弊,两害相权取其轻。医生和家属都要衡量手术对病人是利大于弊还是其他。

◎　手术同意书是免责声明吗

术前谈话不是医院免责声明。术后如果患者和家属对手术过程有任何异议,可以申请医疗鉴定,如果医生确实存在过失,医疗机构必须承担相应的责任。其实,对家属进行术前谈话并让其签字,和对患者做手术一样,都是医生必须履行的义务。如果医生做了手术,却没有做术前谈话,家属没有在《手术知情同意书》上签字,那么即使手术很成功,医生依然存在医疗过失,患者依然可以以侵犯“知情权”为由起诉医院。

这个问题,说到底就是一个信任。医生害怕术前没谈到的风险被患者及亲属抓到把柄,对簿公堂。患者及家属害怕医生不尽心尽力,甚至有的人总认为现在医学发达,什么病都能看好,殊不知,在疾病面前医学的力量太渺小了。能治愈的疾病只是其中很小的一部分。互相信任,互相理解,充分沟通,及时调解才能医患和谐,共同战胜疾病。

76　为什么手术前查了心电图又查彩超,甚至还要造影

入院以后,医生会安排患者进行一些常规的术前检查,一般包括心电图、胸片,根据病情需要有时需要查 CT、MRI 甚至 ECT、冠脉造影、肺功能等一系列检查。在术前检查过程中,或在就诊过程中很多人很是疑惑,为什么一个部位要做好几种检查呢? 直接用最好的最高级的检查不就行了吗? 会不会为了多收钱才让我做这么多检查?

这三种检查虽然都是查心脏情况,但三者用途各异且互相补充,不能替代。如果我们把心脏比作是四居室房子,那么做彩超是看房有多大,墙(各室壁结不

结实),门(瓣膜)严不严实,有无狭窄或关闭不全,超声还能评估心脏功能。做心电图是看电路(神经传导通路)通不通,有没有短路漏电;做造影是看水管(血管)狭窄或堵塞,以及狭窄程度,需不需要疏通。当然现在的双源 CT 可以在一定程度上代替造影,但血管造影仍是金标准。

冠状动脉造影:冠状动脉造影被称为冠心病诊断的"金标准",检查结果可靠、准确率极高。不仅能明确血管有无狭窄病灶,又能对病变部位、范围、严重程度、血管壁情况等做出明确诊断;决定治疗方案(介入、手术或内科治疗),判断疗效。

心脏彩超(心脏超声、超声心动图)相当于医生的"透视眼",不需要开胸,可看清心脏的结构和大小。心脏探头就像摄像机的镜头,随着探头的转动,心脏的各个结构清晰地显示在屏幕上。主要用于诊断瓣膜性心脏病、先天性的心脏病、各种原发性和继发性心肌病,对于冠心病的诊断也有一定参考价值。可评价心脏手术及介入治疗后心脏结构的恢复情况和血流动力学的转归,评价心脏的收缩和舒张功能。而且超声没有辐射。

心电图检查,是心律失常无创诊断方法,包括期前收缩、心动过速、心动过缓等。一般情况只需要做常规心电图检查,但是如果常规心电图没有发现心律失常或者需要评估心律失常的严重程度,则需要做 24 小时动态心电图检查。心电图对心肌梗死,心肌肥厚、心脏扩大、低钾、低钙等具有一定的提示价值。

77 为什么手术前要查 X 线片,还要查 CT 或 MRI,直接查 MRI 不就行了吗

工作中经常碰到一些患者要求做 CT 来替代普通 X 线片检查或者要求用磁共振代替 CT 检查,认为磁共振比 CT 清楚,CT 比 X 线检查清楚。或者当医生开不同的影像学检查单:X 线、CT、核磁……不少患者会质疑医生故意开高价检查单。其实,医生是依据不同病情选不同影像检查的。这些检查手段是不能互换替代的。

◎ 什么是 X 线

X 线检查是传统的影像学检查手段,方便,快捷,价格低廉,一般作为疾病初筛的首选检查方式,相当于咱们用肉眼看一个物体。适合绝大多数患者常规检查。对于骨折移位、有骨质改变的骨病、关节部位骨性病变、不透光异物存留、心肺器质性疾病、消化系统梗阻等疾病有很好的诊断价值。X 线片还能拍摄动力

位相,能发现患者在改变体位时才感觉到不适的疾病。

◎ 什么是CT

CT是X线的一种,为计算机断层扫描,具有高分辨率、结构细节显示清楚等特点,相当于用显微镜检查,CT检查在显示横断面方面明显优于X线片,在精细程度方面明显优于X线片。CTA能清晰地显示血管走向及血管病变,对肿瘤的检查灵敏度明显高于普通X线片。目前多排螺旋CT能进行三维立体成像,有助于立体显示组织和器官病变。但是,CT扫描限于扫描层面间隔限制,不能整体的阅读检查部位的信息。CT和X线都不适用于孕妇。CT对软组织显像清晰度和分辨率不如磁共振检查。

◎ 什么是MRI

磁共振(MRI)与X线和CT检查最大的不同在于没有X线辐射,对机体的损害很小。它主要的优势是可以在三维空间任意平面上成像,可以从不同的角度观察被检部位的病变情况,但它与CT片一样,空间分辨率也不高(三者中最差)。主要用于发现软组织疾病,在骨科主要用于发现椎间盘病变、脊髓病变、半月板病变、炎性病变和出血性病变等。通过不同的处理技术能早期发现松质骨骨折如椎体骨折、骨盆骨折;早期发现某些疾病如股骨头无菌性坏死、骨结核、骨肿瘤等。MRI对血管方面的疾病灵敏度高。但检查费用昂贵,检查时间较长,体内有非钛质金属患者无法进行磁共振检查,对骨组织的显像精确度不如CT。

总之,三者在临床应用中可以互相补充,不可相互替代,不是越贵的检查越能发现问题,应根据不同情况(病人身体、疾病、经济等),考虑拍X线片、做CT或者磁共振。就诊时要遵从医生的检查要求,以便能尽早、准确的发现问题。

78 为什么手术前要查艾滋病、乙肝等传染病

住过院的患者朋友们可能都有印象,手术前的常规检查中有一项为传染病四项,包括乙肝表面抗原、梅毒、艾滋和丙肝。大部分人都会自觉配合检查,但也有一部分人想不通。对乙肝和丙肝检查可能都没什么意见,但对于梅毒和艾滋的检查,很多人在想,为什么给我查艾滋病和梅毒?因为在很多人的意识里这两种病属于性病,所以很有抵触情绪。还有的人认为这是医院在有意增加患者费用,是增收项目。其实这其中有很多误解,也是大家对医学不太了解的原因造成的。

现在的很多检查项目都是在很多教训的基础上完善的。不能用几十年前的眼光来看待现在的诊疗内容。因为现在的疾病复杂程度与几十年前不可同日而语。

曾经有病人术后一段时间,在偶然的检查中发现了肝炎或艾滋病,随后将手术医院告上法庭。因术前无证据证明患者该项检查为阴性,最后以医院败诉告终。也有的医护人员,因为在术中被针刺破或手术刀划破手部,未及时处理而染上乙肝等传染病。为此卫生健康委要求有创操作前时常规进行传染病检查。

一个手术间一天里可能需要进行多台手术,如果前一位手术患者为传染病阳性,未进行特殊处理,则有可能传播给下一位或几位手术患者,也可能传播给医护人员。因此要进行这些最常见的相关检查,如果术前经过检查明确为阳性,则一般手术放在最后一台,然后对手术室进行终末处理,最大限度地减少了传播给他人的机会。总之,这些检查是非常有必要的,是为患者本人负责,也为其他患者负责。

79 一个小手术,为什么术前要抽那么多血进行检查

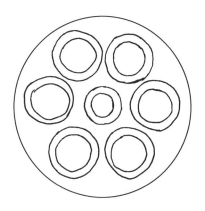

一般术前检查项目包括血常规、凝血五项、血型、传染病四项、生化全检(或肝肾功),这些是必查项目,为的是看身体是否有贫血(血红蛋白低)、有无感染(白细胞升高)、有无凝血功能障碍(特别是有无出血性疾病),血型检查作为万一输血应急准备;生化指标是为了了解各主要脏器功能,特别是肝脏和肾脏功能,还有血糖。一旦上述指标出现异常,会请相关科室会诊,确定是否影响手术。如果对手术有影响,则需要进行适当调整才能手术,这样才能将手术风险降至最低。

80 如何分辨新伤还是老伤

王奶奶今年75岁，不驼背，经常腰疼，但从没到医院检查过。不幸的是1天前被机动车倒车时撞倒，坐在地上，到门诊检查X线片显示胸12、腰1和腰3椎体楔形变。腰3椎体前缘可见骨刺。司机和伤者都想知道这是新伤还是旧伤？还是新老伤混合？因为涉及纠纷，医生不能盲目下结论，如果诊断为旧伤，王奶奶一家不愿意，他们认为骨折肯定跟这次受伤有关；如果诊断为新伤，司机又不情愿，他认为这么轻轻一碰不至于这么多处骨折，因此必须要有诊断依据（证据）。

可能有人会问："骨头都断了，还能是老伤（陈旧性骨折）？"当然对于明显移位的骨折或骨干骨折，一般有明确外伤史，诊断新伤（新鲜骨折）很容易。

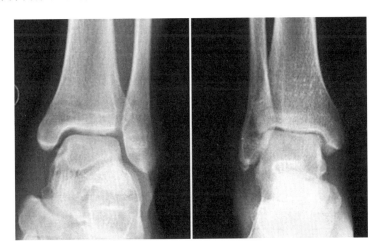

对于撕脱骨折，X线片显示骨块边缘较为锐利，多为新鲜骨折。如果较为圆钝则陈旧性骨折可能性大。这种情况多见于关节周围如外踝、内踝等处撕脱骨折。一些习惯性踝关节扭伤的患者在拍片后可能会经常听到医生讲"陈旧性骨折，无需特殊处理"之类的话。

还有一个特殊部位就是脊柱椎体骨折，有的患者因腰背部疼痛来医院就诊，有的人是因为摔伤或车祸等意外伤害来医院就诊，经拍片后发现有椎体楔形变，有的人甚至有好几处楔形变，这时候医生通过普通X线片就不好确诊是新鲜骨折还是陈旧性骨折了。当然通过详细询问病史或仔细查体，也能做出初步诊断，但毕竟没有确切的依据呀，尤其是老年患者，大多没有明确外伤史。对于新鲜骨折,微创手术效果良好,对于陈旧骨折效果不佳,因此区分老伤还是新伤关系到治疗方法的选择。那怎么办呢?核磁检查为这方面提供了有力的支持。

磁共振检查时骨折部位在T1像显示低信号,在T2像则显示高信号,即显受伤部位出现骨髓水肿。如果是陈旧骨折(老伤)磁共振信号没有这样的变化。因此核磁有辨别人体脊柱椎体压缩性骨折是新伤还是老伤的功能,X线片很多时候对此难以确诊。

综上所述,在科技不断发达的今天,我们可以通过很多检查手段来明确到底是新伤还是旧伤,核磁检查是最为便捷和无创。有了核磁检查的"佐证",医生可以明确告诉患者是否为新伤所致,也因此给某些难以解决的纠纷提供化解矛盾的依据,同时,也为我们临床上针对老年骨质疏松性骨折后是否需要手术治疗提供重要的依据和指导意义。

81 手术后身体内的钢板或内固定物取还是不取

曾经有过骨折经历的患者朋友,很多人是进行了手术治疗,而且体内放置了钢板或髓内钉。骨科患者在接受手术前后,大部分人会问关于钢板的一些问题。最多的一个问题就是:骨头长好以后,要不要取,能不能不取?

◎ 应不应取出内固定物

钢板一定要取出吗?答案是可以不取。现在内固定物多为钛合金材料,排异性很小,理论上讲可以不取。老外是一般不取的,一是因为保险不报销,二是老外认为这不是个事。中国人则不然,总觉得身体里多个异物是个心病,认为这是身外之物,稍有不舒服就认为是内因定材料引起的,所以很多人最终还是取出了内固定。其实想一想很多革命前辈在身体里有很多弹片,一辈子没取也没事。咱们的钢板可比弹片高级多了。个人经验:对于年轻人我认为还是取出为好。因为年轻人活动量大,谁也难以保证在骨折愈合后几十年里不再受伤,而一旦受伤,有钢板的位置最容易再次骨折,因为钢板存在应力遮挡问题,以及在钢板与骨交界位置存在强度不一致,受伤以后很容易出现钢板周围骨折、钢板断裂等问题。超过70老年人不建议再取出了。

深部钢板一般不取。比如骨盆钢板因为太深,术后软组织粘连严重,失去正常的解剖关系,取出时难以区分一些重要血管、神经,或者已被软组织瘢痕包裹,取出时容易造成血管神经损伤,甚至造成严重残疾或生命危险,所以,为了避免不必要的二次损害,医生一般建议不取,当然,内固定物对人身体并无大碍。

◎ 手术后什么时间取出合适

一般下肢负重部位在术后骨折线消失 1 年半 ~2 年取出较为合适,上肢一般在术后骨折线消失 1 年取出较为合适,如果想取出内固定,比上述时间晚一些没关系。但不能早,取早了容易再骨折;也不能太晚,超过 3~5 年则取出困难,有些是骨痂整个把钢板包裹,术中需要铲除钢板表面钢板骨痂才能显露出钢板,另外螺钉被骨痂包裹容易出现滑丝难以取出等并发症。再加上国内的器械公司多不能长久,很有可能 5 年以后当时提供钢板的公司已经消失了,不能提供配套取出器械,导致内固定无法取出,甚至会"白挨一刀",最终产生医患纠纷,造成不必要的麻烦。因此,如果你觉得非取不可,请在术后及时随诊,告诉主刀医生你的意愿,以便及时安排手术。

82 有可吸收不用取的内固定材料吗

很多人骨折以后,不得已进行手术内固定,不管是钢板还是髓内钉,虽然理论上讲可以不用取出,但还是有很多人最终选择了取出。很多人在想:如果有不用取出的材料那该多好?

◎ 有可吸收的材料吗

有,但不是金属的。主要是由聚乙交酯和聚丙交酯等成分合成的,随着时间推移在人体内降解成水和二氧化碳。一般来说完全吸收需要 1~2 年时间。可吸收材料可以术中随意裁剪,不用二次取出,在体内降解的吸收,可以减少费用,减轻痛苦。

◎ 在临床上为什么应用比较少

这种可吸收材料强度与钢板等金属材料相比明显不足,所以一般用在不负重部位。同时因为降解速度不可调整,如果骨折愈合时间快于降解速度当然没有问题,而一旦出现骨折愈合慢于降解速度则容易出现手术失败,基于这种考虑,临床医生一般会选择不负重或负重较小部位,或二次手术取内固定风险较大而本材料强度尚可胜任的地方。相信随着科技的进步,一定会有更高强度的可吸收材料研制成功,到那时候大家再也不用纠结取还是不取了。

83 为什么哪个医院做的手术，要回到哪个医院去取钢板呢

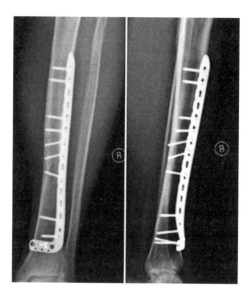

一些患者在外地甚至在国外意外受伤骨折后住院手术，上了内固定物（钢板、螺钉或髓内钉），出院后回到当地，继续工作生活。骨折愈合后想就近在当地医院取出内固定物。不料，被医生告之：最好在哪家医院做的手术再回哪家医院去取。患者当时就懵了：取钢板不是小手术吗？回去取太远了。这么小的手术你们都做不了吗？来回路费比手术费还贵呢？再说也不方便啊。

为什么这么多医生不愿意取别的医院上的内固定物呢？

是医生之间有矛盾吗？当然不是。

原因之一：现在螺钉和髓内钉型号不同，取出工具也不同。如果取出工具不配套，则有极大可能导致手术失败。打个比方：给手机充电，如果充电器不合适肯定是充不了电的。取钢板也是如此，螺钉与起子不配套，是取不出来的。如果没有取出钢板，必然会增加医患矛盾，甚至引起医疗纠纷。在医患关系如此紧张的今天，绝大多数医生不愿意也不敢冒这个风险。

另一个原因：不同的医生手术习惯不同，而且对于术中的情况，第一次手术医生最清楚。比如：术中神经是否显露？与钢板关系如何？术中螺钉是否已经滑丝？螺钉是手动拧入还是电动拧入？等等。这些情况不了解，很有可能导致术前准备不充分，最终出现手术意外或失败。

一旦术中出现滑丝或断钉,需要提前准备很多断钉或滑丝取出器械,即便如此也不能保证一定能够顺利取出内固定物。如果强行取出,则可能造成再次骨折。

因此,如果实在不想回到原来的医院取出内固定,则需要向当地医院医生提供第一次手术所使用的内固定材料的生产厂家、型号。如果刚好当地医院也有这个型号则手术成功率可能会提高。最好当地医院的医生与第一次手术医生能直接沟通一次。最后也是最重要的,患者必须要有承担内固定取出失败风险的勇气和思想准备。否则在当今医疗环境下,医生们可能都不愿意去承担这个风险。也希望大家能理解医生们的苦衷。

84 进口钢板与国产的哪个好

很多骨折病人在手术时需要用内固定材料,包括钢板、螺钉、髓内钉等等。有的人住院后跟医生说,我要用最好的。总觉得,手术是人生大事,要用最好的,最贵的,当然这是不差钱的人。还有一部分人经济上没有这么宽裕,舍不得用最好的或最贵的,可是又担心,便宜没好货,万一效果不好那就后悔晚矣。

◎ 进口材料与国产材料相比,到底哪个好

一般说,进口材质跟国产相比,纯度更高,耐腐蚀能力强,制作工艺更精细些,所以材料的韧性会更好一些,更不容易发生断裂。当然价格较国产要高。近年来国产材料质量不断提高,与进口材料差距越来越小了。

◎ 国产钢板到底能不能用

答案是肯定的,国产钢板当然能用。国产钢板也是符合国家标准的。就如同国产车与进口车一样。虽然进口车的质量、安全系数、做工等多方面还是优越一些,但国产车谨慎使用,注意保养,同样都可以安全到达目的地,速度也不慢,而且现在有些国产车不比进口车差。同样的道理,国产钢板和进口钢板都能完成骨折愈合前的支撑作用。其实骨折治疗过程中钢板质量对骨折愈合的影响没有想象中那么大,骨折愈合后,钢板就完成任务了。因此没必要勒紧腰带一定用进口材料,国产钢板最近几年进步很快,因此对于国产钢板可以放心使用。

85 钢板可以二次利用吗

许多骨折患者愈合后会选择取出内固定物。手术结束后,有的人觉得,这么贵的东西,我要带走留下纪念。向医生提出这个要求后,没想到被医生拒绝了"医院规定,取出的内固定物属医疗废物,不能随便带走,医院要专门销毁"。很是想不通,甚至和医生产生矛盾。更有人心里在想,医院不会把这钢板消毒以后再给别人用吧?相信有这种想法有人还不在少数。

钢板可以二次使用吗?当然不行。

内固定物在固定期间,骨折愈合前因为骨折断端存在微动,每天钢板都会被数次弯曲,当然有可能是肉眼看不到的活动,这样会产生金属疲劳,而且这种疲劳是不可恢复的,这意味着内固定物都有其寿命,这也是为什么有的骨折病人会发生钢板断裂的原因。在骨折愈合之前钢板过度疲劳,超过了它所能承受的极限。已经使用过的内固定物,它的材料力学特性是无法支持新发的骨折至愈合,极易发生断裂,这是相当危险的事情。

对于医疗体内植入物,我国对医疗器械有严格法律规定,国务院《医疗器械监督管理条例》规定一次性使用的医疗器械不得重复使用,如果违规,对厂商、代理和医院的行政处罚是极其严厉的。还会面临巨额的民事赔偿和刑事制裁呢,谁敢呢!因此手术取出的钢板会按医疗废物处理销毁的。当然也有的医院会征求患者意见是自己带走还是交给医院销毁。如果自己带走,会洗干净交给患者。如果交给医院销毁会有一签字单的。但如果患者有传染病如乙肝等是绝对不允许带走的。

86 糖尿病,小伤口大问题,千万别忽视

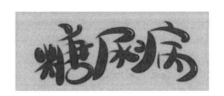

随着人民生活水平的提高、人口老龄化、生活方式改变,糖尿病由以前的"富贵病"已经进入了寻常百姓家,成为常见病、多发病,患病率逐年增加并有年轻化的趋势。

很多糖尿病人自己都知道伤口不好愈合。因此在医生向患者交代手术问题时,患者经常问:"医生,我是糖尿病,手术后伤口能长上吗?"在手术前,医生也要采取措施把血糖降到一定范围内才会实施手术。术后也会采取措施促进伤口愈合,防止感染。

◎　为什么糖尿病患者伤口不易长好还容易感染

(1)当人体内血糖水平较高时,细胞外液渗透压升高,导致水从细胞内渗出,细胞内脱水;而葡萄糖从尿中排出,形成渗透性利尿,通过尿液排出过多的水分和电解质,细胞外脱水。这样细胞内、外都发生脱水,从而影响伤口愈合。

(2)多年的糖尿病易引起微血管病变,血管腔狭窄引起缺血、血循环不畅,降低细胞运输氧到组织的能力,营养物质供应出现障碍,降低局部组织的修复能力。

(3)常/长年的高血糖导致人体末梢神经受损,分泌神经营养因子减少,而神经营养因子是促进伤口愈合很重要的因素,也会导致伤口愈合缓慢。

(4)糖尿病患者免疫力下降,高糖有利于细菌的生长繁殖;血管病变造成的缺氧,又给细菌繁殖提供了有利的环境,由于血循环差,药物在伤口处浓度也低,所以组织损伤后容易感染。

当然,随着医生对糖尿病的认识和对伤口的重视以及诊断技术的提高,现在术后出现伤口延迟愈合、不愈合或感染的情况越来越少了,但是糖尿病人的伤口并发症仍然高于正常人,所以一定要重视血糖的控制。有糖尿病家族史或高危人群更要注重糖尿病的防治,已患有糖尿病的患者可通过饮食调节或药物干预来控制血糖,防止并发症的发生。长期坚持规范治疗是最重要的,患者要注意控制饮食清淡,低油低脂,少盐少糖;坚持适量运动锻炼;合理用药;注意多休息;控制体重等。

87 脂肪液化,伤口愈合的烦恼

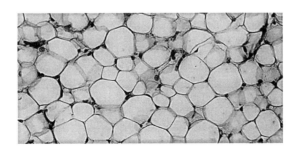

外科手术后,切口对合整齐,缝得很漂亮,可是在术后 5~7 天左右,部分患者在切口有较多渗液,皮缘不红不肿,也不痛,挤压切口有较多液体流出并可见漂浮的脂肪滴。有经验的医生会跟患者交代,这是伤口脂肪液化了,需要加强换药治疗。"脂肪液化"?什么情况?

◎ 脂肪是什么

脂肪又称皮下脂肪,俗称"肥肉"。人体的脂肪大约有 2/3 贮存在皮下组织。体型越胖,脂肪层越厚,也容易出现脂肪液化。

◎ 什么是脂肪液化

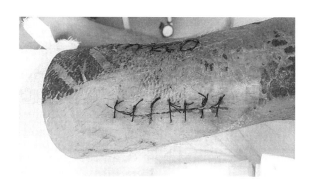

脂肪液化就是脂肪组织因为多种原因发生无菌性坏死,最终以液态物质排出,在伤口处形成较多渗液,影响切口愈合,如不及时处理,可能会因外界细菌浸入后引起感染,严重者需二次手术扩创缝合治疗才可达到愈合。

◎ 为什么会出现脂肪液化

多种原因可以引起脂肪液化。脂肪组织本身血运较差是易发生坏死液化的病理生理基础。体型肥胖者或脂肪较厚的部位(如腹部)更易发生。术中使用高频电刀易造成脂肪细胞热坏死;切口暴露时间较长,缝合时留有无效腔、脂肪层缝合过密,术中持续拉钩挤压、反复钳夹等均易引起脂肪缺血坏死、液化。

◎ 如何确定是脂肪液化还是伤口感染

脂肪液化目前尚无统一诊断标准:①多发生在术后 5~7 天,大部分表现为切口有较多渗液。②切口愈合不良,皮下组织游离,渗液中可见漂浮的脂肪滴。③切口边缘无红、肿、热、痛及皮下组织坏死征象。④渗出液涂片镜检可见大量脂肪滴,连续 3 次培养无细菌生长。

◎ 一旦出现脂肪液化,如何处理

首先需要排除感染的可能。脂肪液化不是伤口感染,但长时间渗出会造成伤口愈合不良,极易引起伤口感染。一旦发生液化应该尽早引流,加强换药。若渗液较少,通过换药就可使切口顺利愈合。若渗液较多,应及时敞开切口,保证充分引流。待肉芽组织新鲜后再行Ⅱ期缝合。糜蛋白酶能迅速分解坏死组织使其变得稀薄,利于引流排除,加速创面净化。高渗糖在脂肪液化的治疗中也起了很大作用。红外线照射切口,保持切口的干燥有利于切口脂肪液化的好转。

◎ 脂肪液化能预防吗

脂肪液化在手术中不能完全避免,但可以通过努力减少脂肪液化的发生。精细操作、仔细止血、缩短手术暴露时间,脂肪层切开时慎用电刀,术中可用湿盐水纱布保护脂肪层。脂肪层缝合不宜过密,不留死腔。手术结束时大量生理盐水冲洗切口,冲掉已坏死脂肪组织,切除估计可能变性坏死的脂肪组织。若皮下脂肪组织过厚,估计有脂肪液化的可能,应预置引流管或引流条。

88 咦？伤口“长”出个线头,是拆线没拆干净吗

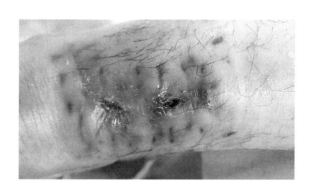

近些年来,部分患者拆完线高高兴兴回家后,过了一段时间,突然发现已经愈合的伤口处可以看到黑色的东西,有的还慢慢地“长”了出来,有的出现了伤口分泌物,切口缝合部位反复红肿,溃烂。当时就懵了,第一个念头就是:“不会是拆线没拆干净吧？或,不会是感染了吧？”赶紧联系医生或到医院就诊。医生很淡定地说:“这是线头反应,线结取出来就好了。”大部分人似懂非懂,“线头反应”是什么鬼？不是拆完线了吗？为什么里面还有线头？

这就需要先了解一下手术切口缝合的层次。

◎ 手术切口是怎么缝合的

人体的软组织主要包括：皮肤、皮下组织（包括皮下脂肪组织）、筋膜、肌肉等，在腹部还有腹膜，胸部有胸膜。缝合时要逐层整齐缝合，即肌肉对肌肉，筋膜对筋膜、皮下对皮下、皮肤对皮肤缝合。因此在缝合时至少要缝 3~4 层。拆线只是拆除了皮肤缝合线，深层的缝线是没办法拆除的。

缝线的材质：不可吸收缝合线目前多为蚕丝线。经过脱胶（除去蚕丝中易引起异物反应的蛋白质成分），编织（抗张力强度增大），涂层（每股编织线的表面均封一层蜜蜡，使操作更顺利）等步骤供临床使用。

◎ 为什么深部线头会"长"出来呢

手术后切口"冒"线头属于排异反应，主要跟个人体质有关。多数人对缝线反应很轻，只有少部分排异反应强的人可以出现术后一段时间后"冒线头"的现象。另外一部分人如吸烟、酗酒、服用过多药物、糖尿病、肝肾功能不良、服用激素或吸毒等也容易出现排异反应。丝线本身对于机体来说就是异物，加之蛋白成分很难完全去除，对于上述敏感体质的人来说更易引起排异反应。

◎ 为什么不用可吸收线

可吸收线（肠线）虽然可以自行吸收，但也会引起排异反应，而且价格较高，强度也比丝线略低，很多手术不适合。当然随着工艺的改进，临床上可吸收线的使用也越来越多了。

◎ 出现线头反应怎么办

需要明确：线头反应时并不是需要所有线头全排干净才算结束。一般排出的线头多是线结较大，残留的缝线较长的。线头反应本身并没有严重影响，但需要一段时间而且要配合治疗。出现排线反应后，大部分会出现皮肤破损、渗液，因此要注意保持局部卫生，防止感染，必要时到医院就诊；对于已经露出来的线头，可以到医院请医生通过换药，取出线头即可。

总之，术后出现线头反应，属于身体的排异反应，不必紧张，发现后及时就诊或联系你的主管医生，注意预防感染，在专业医师的治疗下取出线头，预防感染，无菌换药后即可痊愈。

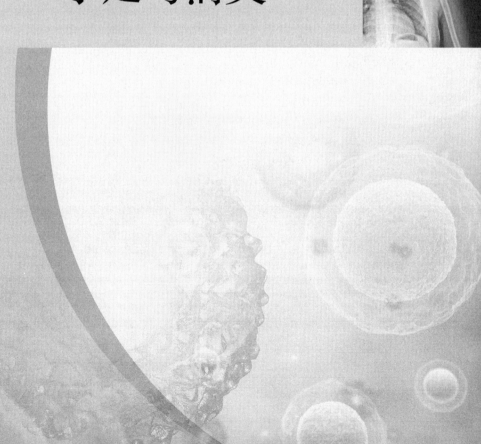

第八部分

手足与消炎

89 消炎药 = 抗生素？错啦

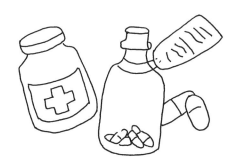

　　不管是住院部还是门诊，我们经常听到"医生，我感冒了，想输点消炎药""医生，我受伤了，肿得厉害，能不能用点消炎药？"或者"医生，我这伤口发炎了，是不是得用点消炎药？"之类的话。

　　"消炎药"这个词在老百姓中使用频率非常高。其实，绝大部分老百姓说的"消炎药"是抗菌或抗感染药物。医生所说的"消炎药"却不只是抗菌药。严格意义上讲抗生素是指对所有的生命物质有抑制和杀灭作用的药物，包括针对细菌、病毒、寄生虫甚至抗肿瘤药物都属于抗生素的范畴，可以分别称之为抗菌药、抗病毒药、抗寄生虫药和抗肿瘤药。但在日常生活和诊疗行为当中所指的抗生素主要是针对细菌、病毒微生物的药物。

　　广义上讲凡是有助于消除炎症的都叫消炎药。除了抗菌药以外还包括其他抗炎药物，如：非甾体类消炎药和甾体类消炎药。

　　非甾体类消炎药包括我们熟知的：阿司匹林、布洛芬（芬必得）、双氯芬酸钠（英太青）、塞来昔布（西乐葆）、依托考昔等。

　　甾体类消炎药是指类固醇激素，如：地塞米松、泼尼松等。这些药物能直接针对炎症过程中的某一个环节发挥作用，从而控制或减轻炎症反应。

　　抗菌药不直接针对炎症发挥作用，而是针对引起炎症的微生物起到杀灭的作用。因此一般只对敏感细菌感染引起的炎症有效。

　　日常生活中，外伤引起的局部软组织的瘀血、肿胀、疼痛，过敏反应引起的红肿，风湿或类风湿引起的关节肿胀以及病毒引起的炎症等情况，使用抗菌药（老百姓所说的消炎药）是无效的，滥用抗生素所导致的危害：①诱发细菌耐药。病原微生物为躲避药物在不断变异，耐药菌株也随之产生。目前，几乎没有一种抗菌药物不存在耐药现象。②损害人体器官。抗生素在杀菌同时，也会造成人体损害。影响肝、肾脏功能、胃肠道反应等。③导致二重或多重感染。在正常情况下，人体的口腔、呼吸道、肠道都有细菌寄生,寄殖菌群在相互拮抗下维持着平衡状态。如果长期使用广谱抗菌药物,敏感菌会被杀灭,而不敏感菌乘机繁殖,未被抑制的细菌、真菌及外来菌也可乘虚而入,诱发又一次的感染。④造成社会危害。滥用抗生素可能引起某些细菌耐药现象的发生,对感染的治疗会变得十分困难。因此,是否需要使用抗生素要遵医嘱,最好不要乱用。

90　消炎药能消肿吗

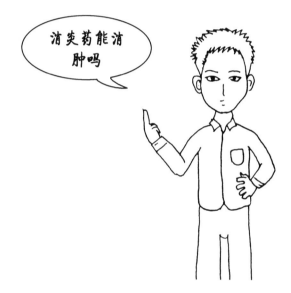

骨科门诊经常会遇到因外伤肿痛而就诊患者,有的伤后一两周还肿胀明显。于是来到门诊跟医生说:"我都受伤两周了,还是这么肿,给我用点消炎药吧,这样好得快一点。"

◎ 没有炎症为什么会肿

外伤性肿胀其实是无菌性炎症的一种(物理因子所致),但不是老百姓所认为的"炎症"(也就是人们常常认为的感染性炎症)。是由于外伤造成局部组织、细胞受损,导致局部组织液回流或者吸收障碍,局部充血,血流加快,组织液生成超过回流或回收,再加上外伤性出血,最终出现局部肿胀的表现,严重者还可出现水泡,根据软组织伤势轻重,所表现水疱的大小、多少以及范围的大小不同,更严重的一种导致局部异常肿胀,造成肢体远端血液循环障碍,肢体发凉、疼痛、麻木等表现,也就是医生所说的专业名词:骨筋膜间隙综合征,如遇这种情况,需紧急手术切开减压治疗,否则,因此会造成截肢等意外并发症发生。

◎ "消炎药"到底能不能消肿呢

我国老百姓所说的"消炎药"一般指抗菌药物。而不是医生所说的消炎药(消炎药与抗菌药物区别可参阅前文)。

抗菌药物,是通过杀灭病菌而消除因感染所致的肿胀。对于因局部外伤所引起的肿胀则无能为力。由于很多人错把抗菌药当成万能消炎药,使得我国成为抗菌药物使用第一大国,超级细菌也应运而生。如果一个人经常使用抗菌药物,很容易出现细菌耐药。

医生所说的消炎药则多为非甾体类消炎镇痛药物,对于无菌性炎症有一定的控制作用。

◎ 那怎么样才能促进消肿呢

受伤以后应适当制动,抬高患肢,伤后24~48小时内冷敷患处,后期可热敷并服用活血化瘀、消炎止痛药物,也可辅以理疗。还可以用硫酸镁溶液湿敷;将土豆切成片,局部贴敷效果也不错。祖国医学(中医)在消肿治疗方面有独到之处,有很多汤药或方剂可以使用,效果明显。

希望通过以上讲解,能让您对感染性肿胀与外伤性肿胀有了一个初步了解,不要只要局部肿胀就抗菌药啦。

91 吃这些药千万不能喝酒

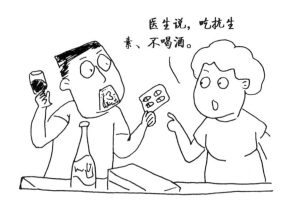

在中国,凡重大节假日,举家团聚的日子里,亲朋好友欢聚一堂,总觉得无酒不成席,难免要推杯换盏。有时候是盛情难却,有时候是情不自禁。可是如果因为各种原因正在服用某些药物,那可要"三思而后饮"了。大家可能都知道吃头孢类药物不能喝酒,其实还有很多药物服用时都不能饮酒的。因此最好弄清哪些药在服用时不能沾酒,这样才能尽情欢乐。

◎ 头孢菌素药物

如头孢哌酮、拉氧头孢、头孢美唑、头孢孟多、头孢甲肟、头孢替安以及甲硝唑、替硝唑、呋喃唑酮,呋喃妥因,氯霉素等消炎药。这些药物可以引起双硫仑样反应:面部潮红、心跳加快、眼结膜充血、视物模糊、头痛、头晕、恶心、呕吐、出汗、口干、胸痛、四肢无力、软弱、嗜睡、眩晕、幻觉、全身潮红、虚脱、惊厥、血压下降、呼吸抑制、休克等反应,甚至死亡。老年人、儿童、心脑血管病及对乙醇敏感者更为严重。因为这类药物抑制了酒精的代谢,从而导致乙醛在体内蓄积,引起乙醛中毒反应。轻者可自行缓解,重者应及时采取必要的措施进行救治,因此患者在使用以上药物前 2 日应禁酒,且停药后 2 周内要避免饮酒。

◎ 镇静催眠、抗抑郁类药物

如苯巴比妥、水合氯醛、安定、利眠宁镇静药,抗抑郁药如丙米嗪和多塞平等均有中枢镇定作用。本身对大脑有抑制作用,在乙醇的作用下,会被人体加速吸收,同时还会减慢其代谢速度,使药物成分在血液中的浓度在短期内迅速增高。饮酒后,酒精对大脑中枢神经系统先兴奋后抑制,使中枢神经系统正常活动受到严重抑制,二者叠加可使患者出现昏迷、休克、呼吸衰竭、死亡等。

◎ 抗癫痫药

如苯妥英钠,丙戊酸钠等。饮酒会使药效迅速丢失,大大降低治疗作用,对发作不易控制。服用丙戊酸钠期间饮酒,可增强中枢抑制作用。

◎ 降糖药

如格列苯脲、二甲双胍、胰岛素等,服药期间大量饮酒可引起头昏、心慌、出冷汗、手发抖等低血糖反应,严重者可发生低血糖昏迷。

◎ 抗心绞痛药和降压药

硝酸异山梨酯、硝酸甘油,硝苯地平、肼苯达嗪、地巴唑等药物在服药期间饮酒可引起血管过度扩张,导致剧烈头痛、血压骤降甚至休克。而在服用利舍平或复方利血平期间饮酒,非但不降压,反而可使血压急剧升高,可导致高血压脑病、心肌梗死。

当然,这里只是列出一部分药物名称,还有很多药物服用期间需要禁酒。一般此类药物都会在药品说明书里明确"服药期间禁止饮酒或服用含酒精饮料"的注意事项。因此在服用药品之前,一定要认真阅读药品说明书并严格按说明书执行。为了您的健康和家人的幸福,提议"吃药不喝酒,喝酒不吃药,不吃药也要少喝酒"。

92 "倒刺"虽小,处理不好会出大问题

"倒刺"几乎每个人都遇到过,尤其在秋冬干燥的季节,更容易出现。这些"倒刺"在医学上称为"逆剥",是指从甲皱襞的近端或侧缘开裂而翘起的小长三角形表皮,无意当中碰触时疼痛明显。

◎ 为什么只发生在指甲周围? 是如何形成的

指甲周围的皮肤没有汗腺和皮脂腺,相对于其他部位的皮肤更干燥;这个部位是最容易与其他物体发生摩擦的部位,因此,更容易长倒刺。干燥和摩擦是"倒刺"形成的最主要原因。很多人由于职业的原因或者做某些动作会经常摩擦(比如经常用手挖东西)就会出现很多倒刺。经常咬指甲、啃手指或经常接触一些刺激性的物品,也容易引起倒刺。倒刺形成与维生素缺乏并无明确关系。

◎ 小倒刺,危害大

处理倒刺,有用牙齿咬掉的,有用手撕拔的,有用剪刀剪的,各式各样。

"倒刺"只是皮肤浅层损伤,本不足为患,但是如果处理不当,比如:撕拔倒刺时方向错误会越撕越大,越撕越深,造成皮肤深层损伤。手是人体当中每天接触外界物体最多的部位,倒刺创口虽小,但也为细菌入侵打开方便之门。一旦感染,可能会引起甲沟炎、甲下脓肿或脓性指头炎。有的需要拔甲,有的需要切开排脓,严重者可能会发生骨髓炎,如果细菌通过血液循环扩散至全身,可能会引起脓毒血症,有的人为此付出截指的代价,虽然是极少数,但不可不防。

◎ 倒刺的正确处理方法是什么

很多人一看到倒刺,忍不住去咬或撕掉它,而且很享受这个过程,乐此不疲。估计很多人也知道这样做不对。正确的做法是先用温水浸泡有倒刺的手约数分

钟,等指甲周围的皮肤变得柔软后,再用指甲钳或小剪刀(最好用酒精消毒一下)在倒刺的根部将其剪掉。然后抹点护手霜。如果倒刺周围红肿或跳疼,则很可能是出现了感染,应及时到医院就诊。

◎ 预防倒刺是关键

平时注意手部的保护和护理,注意保湿,洗手之后可用一些油性较大的护手霜。多吃富含维生素 A、维生素 E、锌及硒的食物有助于防止肌肤干燥。洗手的时候最好不要用碱性洗手液或肥皂,否则会加重倒刺生长。

93 甲沟炎,小炎症容易引起大麻烦

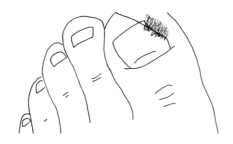

◎ 什么是甲沟炎

甲沟炎是一种累及甲周围皮肤皱襞的炎症反应,表现为急性或慢性化脓性、触痛性和疼痛性甲周组织肿胀,由甲皱襞脓肿引起。多因甲沟及其附近组织刺伤、擦伤、嵌甲或拔"倒刺"后造成。当感染变成慢性时,甲基底部出现横嵴,并随着复发出现新嵴。手指受累较脚趾更常见。主要易感因素为损伤导致甲上皮与甲板分离,化脓性球菌或酵母菌可继发性侵入潮湿的甲沟和甲皱襞。常见致病细菌为金黄色葡萄球菌、化脓性链球菌、假单胞菌、变形杆菌或厌氧菌;最常见的致病酵母菌为白念珠菌。

刚开始时一侧甲沟发生红肿、疼痛,一般短时间内可化脓,感染可扩散至指甲根部和对侧甲沟,形成指甲周围炎,也可扩散至甲下,形成甲下脓肿。此时疼痛加剧,肿胀明显,在指甲下方可见到黄白色脓液,将指甲漂起,如不及时处置,可发展成脓性指头炎,甚至引起指骨骨髓炎,也可变为慢性甲沟炎,反复发作。患者行走或穿鞋均极为不便。

早期可用热水浸泡患肢,每天 2~3 次,每次 20 分钟,同时外敷鱼石脂软膏或

如意金黄散,也可以外涂碘伏。已有脓液时,则应及时切开引流。单纯切开引流极易复。如果感染范围较广可切除部分指甲或拔除全部指甲,要注意避免损伤甲床组织。拔甲后,一般3~4个月后新生指甲即可完全覆盖甲床,只要感染灶未破坏或手术时未损伤甲床,新长指甲一般不发生畸形。

◎ 指甲的日常保健

(1)平时爱护指甲周围的皮肤,指甲不宜剪得过短,更不能用手拔"倒刺"。鞋子不宜过紧,要注意足部卫生,及时治疗"脚气"。

(2)防患于未然。木刺、竹刺、缝衣针、鱼骨刺等是日常生活中最易刺伤甲沟的异物,参加劳动或忙于家务时,应格外小心。

(3)平时注意手指的养护,洗手后、睡觉前擦点儿凡士林或护肤膏,可增强甲沟周围皮肤的抗病能力。

(4)手指或脚趾有小损伤时,可涂擦2%碘酒后,用创可贴包扎,以防止发生感染。

(5)甲沟炎早期可用热敷、理疗,外敷甲沟康使用,必要时服用磺胺药或抗生素。

(6)如已化脓则应到医院及时切开,将脓液引流出来。防止感染蔓延引起指骨骨髓炎。

(7)如果甲下积脓,应将指甲拔去,以利于充分引流和彻底治愈。

94 跨外翻畸形(大脚骨),脚痛又心痛

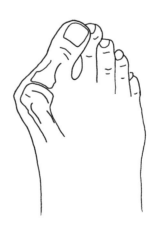

◎ 什么是跚外翻

　　跚外翻,俗称大脚骨、大骨拐,相信很多女性都不陌生,甚至很多人深受其苦,有的人已经手术治疗。跚外翻就是脚大拇指向外撇,而脚大拇指的根部(实际上是第一跖骨)极为隆起,容易与鞋形成摩擦,皮肤和皮下有关组织增厚、红肿、滑囊形成,而产生跚囊炎。引起疼痛,局部溃烂后可造成感染。因为前脚掌生物力学发生异常,很多人尤其是中老年人常合并有足底部鸡眼。走路疼痛明显,需要穿宽大鞋子或男鞋,严重者找不到合适的鞋子可穿(无履可适),给工作和生活带来极大不便和痛苦,而且外形美观上也大打折扣。对于天生爱美的女性来说无疑是雪上加霜。

　　跚外翻的发病率女性明显高于男性,穿高跟鞋对女性跚外翻患病有重要影响,紧束前足的鞋子是导致跚外翻畸形的重要致病因素。另外还与遗传有关,父母有跚外翻,子女患跚外翻的概率明显增大。此外,女性足部韧带较男性弱,在同等遗传条件下,更易发生跚外翻。跚外翻也常见于系统性关节病患者中,例如类风湿性关节炎中滑膜炎造成了跖趾关节囊的破坏,导致跚外翻畸形。此外,扁平足,第一跖骨关系不协调,如第一跖骨头呈圆球形,第一跖骨过长、过短。胫后肌腱止点变异,部分纤维扩展到跚收肌斜头和跚展屈肌的腓侧部分,从而增加了后二肌的联合肌腱的收缩力,第1~2跖骨基底间有异常骨突等因素,在跚外翻发病中起一定作用。

　　临床表现为,拇指在第一跖趾关节处向外侧偏斜,关节内侧出现明显的骨赘,一些患者骨赘处软组织因长期受鞋子摩擦挤压而出现红肿、积液,形成跚囊炎。严重跚外翻患者可出现其他足趾的偏斜、骑跨。具有跚外翻的患者不一定都有疼痛,而且畸形也与疼痛不成正比。疼痛产生的主要原因是跚跖骨头内侧隆起后压迫和摩擦而引起急性跚囊炎。跚跖趾关节长期不正常,发生骨关节炎引起疼痛和第2~3跖骨头下的胼胝引起疼痛。

◎ 跚外翻病情发展的 4 个阶段

　　(1)跚外翻可逆阶段:大拇指外翻10°左右,影响美观,没有疼痛感,脚掌有轻微脚茧,不会直接影响行走,穿高跟鞋会引起疼痛。

　　(2)跚外翻挛缩阶段:大拇指外翻10~20°,关节及韧带有炎症,第一、第二脚趾明显挤压,脚掌明显变宽,足底脚茧明显,长时间行走易引起大拇指关节疼痛及脚掌疼痛。

　　(3)跚外翻严重阶段:大拇指外翻20~40°,脚趾重叠,横弓塌陷,鸡眼,脚垫,扁平足,后跟疼痛,双脚受力难平衡,严重影响站立和行走。

（4）大踇趾畸形阶段：大拇指外翻 40° 以上，脚趾使命结束，拇指严重重叠，脚趾不受力，足弓塌陷，难以行走，脚掌直接承受脚趾部分压力，足底有老茧，双足严重错误负力，各关节难以协调运作，导致人体生命立负力线改变，引起膝关节炎症腰酸背疼等。

◎ 踇外翻的防治

踇外翻早期除了外观不美丽、选鞋困难及容易损坏鞋形，没有太多的不适症状。但是随着畸形程度的加重，会产生很多并发症，影响生活和工作。所以，建议当发现有踇外翻畸形时，最好及早防治。

（1）选择一双合适的鞋子，如鞋跟不要太高、鞋头要宽松一些，使足趾在里面有一定的活动空间，使其感受不到任何压力，尤其不能穿尖而瘦的高跟鞋。

（2）做光脚运动，经常在沙土上光脚行走，加强足底肌肉力量，延缓踇外翻恶化程度。

（3）每日用手指将拇指向内侧掰动，在第 1、2 趾间夹棉垫，夜间在拇指内侧放一直夹板，使拇指逐渐变直。也可以有效防止踇外翻加剧。

（4）借助一些矫形器械，如踇外翻矫形器（分日用、夜用矫形器）长期配戴踇外翻矫形器，对踇外翻有一定的治疗作用。

（5）当以上保守治疗不能有效地矫正时，应采取手术治疗。

通过手术的方法矫正畸形疗效确切，术后不仅可以自由选择想穿的鞋子，并且可以恢复正常的工作，尤其对于那些特殊职业的人，像舞蹈工作者，可以恢复正常的舞蹈生涯。手术方法很多，要依据畸形程度选择合适的方法。应根据患者的具体情况选择合适的手术方法。轻、中度的踇外翻，第一、第二跖骨夹角小于 15° 时，可采用跖骨头内侧骨赘切除，踇收肌腱切断或切除。踇收肌腱断端移位至跖骨头颈部外侧或采用跖骨头颈部截骨外移。如果第一、第二跖骨夹角大于 15°，一般更多采用第一跖骨干或基底截骨术。对于第一跖趾关节已有骨性关节炎的患者，年轻的患者，多采用第一跖趾关节融合术；年老患者，可采用 Keller 手术或人工关节置换术。踇外翻手术技巧性很强，如操作不精细会影响疗效，因此，要选择有经验的医生。